Wilhelm Fuhrmann

Medical Device Hazards und ihre Einflüsse auf Global Health

disserta
Verlag

Fuhrmann, Wilhelm: Medical Device Hazards und ihre Einflüsse auf Global Health, Hamburg, disserta Verlag, 2020

Buch-ISBN: 978-3-95935-540-7
PDF-eBook-ISBN: 978-3-95935-541-4
Druck/Herstellung: disserta Verlag, Hamburg, 2020
Covermotiv: © pixabay.com

Hochschule für Gesundheitswesen und Sozialarbeit St. Elisabeth Bratislava
Institut für Gesundheitsdisziplinen

Bibliografische Information der Deutschen Nationalbibliothek:
Die Deutsche Nationalbibliothek verzeichnet diese Publikation in der Deutschen Nationalbibliografie; detaillierte bibliografische Daten sind im Internet über http://dnb.d-nb.de abrufbar.

© disserta Verlag, Imprint der Bedey Media GmbH
Hermannstal 119k, 22119 Hamburg
http://www.disserta-verlag.de, Hamburg 2020
Printed in Germany

Danksagung

Ein ganz besonderer Dank gilt meiner Frau, die während der Zeit der wissenschaftlichen Herausforderungen ein außergewöhnliches Maß an Geduld und Verständnis für mich aufgebracht hat.

Kurzfassung

Diese Arbeit befasst sich mit Ursachen von unerwünschten medizinproduktassoziierten Ereignissen und deren Auswirkungen auf Global Health. Sie beruht auf einem theoretischen und einem empirischen Teil. In diesem Kontext werden in der Arbeit eingeleitete Herstellermaßnahmen nach Eingang von Risikomeldungen untersucht. Das Ziel dabei ist, Zusammenhänge in diesem Spannungsfeld zu ermitteln und darzustellen. Im theoretischen Teil wurden Quellen zum Stand der Forschung analysiert und die Hintergründe des globalen Gesundheitsmarkts und die Zulassungsvoraussetzungen für Medical Devices beschrieben. Für die empirische Untersuchung wurden diesbezüglich eine Forschungsfrage und vier Hypothesenpaare aufgestellt. Der Umfang der Studie umfasst im empirischen Teil 1.390 systematisch recherchierte Vorkommnisse und Maßnahmen von 10 ausgewählten Herstellern im gleichen Produktsegment. Die Ergebnisse beruhen auf einer retrospektiven Datenbank-zentrierten Recherche von Meldesystemen und ausgewählten Medienplattformen, die mit der Rangkorrelation nach Spearman-Rho und dem Kruskal Wallis Test ausgewertet wurden. Es zeigen sich nach der Auswertung höchstsignifikante Zusammenhänge, sowohl bei der Größe von Unternehmen zu der Häufigkeit von eingeleiteten Maßnahmen als auch bei deren Umgang mit dem erforderlichen Risikomanagement. Die Ergebnisse zeigen, dass unabhängig von Unternehmensgröße, Hersteller ihre Verantwortung im Umgang mit der gesetzlich vorgeschriebenen Meldepflicht bei Vorkommnissen mit Medical Devices besser wahrnehmen müssen. Im Hinblick auf Patientensicherheit und in Bezug auf globale Auswirkungen sind sie weiterhin in der Pflicht, ihre Produkte so sicher wie möglich zu gestalten und einen angemessenen Umgang mit potentiellen Risiken zu finden.

Schlüsselwörter:

Risikomeldungen. Medical Devices. Patientensicherheit. Herstellermaßnahmen. Vigilanz.

Abstract

This thesis addresses causes of adverse drug-related events and their implications for global health. It is based on a theoretical and an empirical part. In this context, manufacturer measures initiated in the thesis are examined after receiving risk reports. The goal here is to determine and present relationships in this field of tension. In the theoretical part, relevant sources of research were analysed and the background of the global healthcare market and the licensing requirements for medical devices are described. For the empirical investigation a research question and four pairs of hypotheses were set up in this regard. The empirical part of the study includes 1.390 systematically researched incidents and measures of 10 selected manufacturers in the same product segment. It was examined to what extent there are connections between the respective company size and the handling of the manufacturers risk reports. Similarly, potential hazards associated with the use of medical devices from certain manufacturers are investigated. The results are based on a retrospective database-centric search of reporting systems and selected media platforms evaluated with the Spearman-Rho rank correlation and the Kruskal Wallis test. The analysis shows highly significant correlations, both in the size of companies to the frequency of initiated measures and in their handling of required risk management. The results show that, irrespective of company size, manufacturers need to better understand their responsibilities in dealing with the legally required reporting requirements for medical device incidents. In terms of patient safety and global impact, they must be committed to making their products as safe as possible and managing their potential risks appropriately.

Key Words:

Risk reporting. Medical Devices. Patientsafety. Measures taken by manufacturer. Vigilance.

Inhaltsverzeichnis

Abbildungsverzeichnis

Tabellenverzeichnis

Abkürzungsverzeichnis

AIMDD	Active Implantable Medical Device Directive
BASG	Bundesamt für Sicherheit im Gesundheitswesen
BfArm	Bundesinstitut für Arzneimittel und Medizinprodukte
bzw.	beziehungsweise
CE	Communauté européenne
CFDA	China Food and Drug Administration
EU	Europäische Union
EUDAMED	European Databank on Medical Devices
FDA	Food and Drug Administration
ggf.	gegebenenfalls
HTA	Health Technology Assessment
ICIJ	International Consortium of Investigative Journalists
i.d.R.	in der Regel
IMD	Implantable Medical Device
IMDD	International Medical Devices Database
ISO	International Organization for Standardization
Mrd.	Milliarden
MEDDEV	Medical Devices Directive
MPSV	Medizinprodukte-Sicherheitsplanverordnung
OEM	Original Equipment Manufacturer
PMA	Pre-Market approval application
PMC	PubMed Central
PMDA	Pharmaceuticals and Medical Devices Agency
PMS	Post-marketing surveillance
u.a.	unter anderem
UDI	Unique Device Identifier
UME	unerwünschte medizinproduktassoziierte Ereignisse
UN	United Nations
USA	United States of America
usw.	und so weiter
WHO	World Health Organization
z.Zt.	zurzeit

1 Einleitung

Die Gesundheitswirtschaft ist ein Milliardengeschäft, in der vor allem die Medizintechnik-Branche enorme Umsatzzahlen verzeichnet. Über 400 Mrd. US-Dollar werden weltweit jährlich in diesem Bereich umgesetzt, Tendenz steigend (Das Statistikportal, 2019). Es sind insbesondere die führenden Medizintechnikfirmen, die sich als Global Player den Markt aufgeteilt haben und offensichtlich bestrebt sind, ihre Marktanteile zu sichern bzw., wenn möglich, diese auszubauen (GeVestor, Financial Publishing Group, 2019). In den bestehenden Märkten ist der Gestaltungsspielraum zur Sicherung der Wettbewerbs-fähigkeit jedoch gewissen Restriktionen unterworfen. Aus diesem Grund sind viele Unternehmen bemüht, regelmäßig neue Innovationen auf den Markt zu bringen bzw. neue Märkte in Schwellenländern zu erschließen (Janovsky et al., 2011, S.16; Spectaris, 2017, S.18). Unabhängig von den Marktstrategien der jeweiligen Hersteller üben gerade führende Medizintechnikfirmen einen enormen Einfluss auf nationale Gesundheitssysteme in vielen Ländern aus. Mit ihren Produktpaletten sind sie in allen Bereichen der gesundheitlichen Versorgung vertreten und sichern somit nicht nur die jeweiligen Gesundheitsstandards, technologische Neuerungen sorgen auch dafür, dass diese kontinuierlich gesteigert werden (Rogall 2013, S.362). Kehrseite dieser Entwicklung ist, dass es bei der Herstellung von Medical Devices immer kürzere Innovationszyklen gibt und Produkte, im technischen Sinne, unausgereift auf den Gesundheitsmarkt gelangen können. In solchen Fällen kann es zu unerwünschten Medizinprodukte-assoziierte Ereignissen (UME) kommen, sogenannte Vorkommnisse, mit negativen Auswirkungen für Leib und Leben (Patientensicherheit u. Medizintechnik, 2019). Über das Auftreten von Vorkommnissen beim Umgang mit Medical Devices liegen bisher kaum gesicherte Erkenntnisse vor. Eine der wenigen veröffentlichen Studien zur Epidemiologie von unerwünschten Medizinproduktereignissen aus den USA skizziert eine Ereignishäufigkeit von 8,4 bei hundert Krankenhausaufnahmen (Klauber et al., 2014, S.162). Im November 2018 wurde eine Recherche mit dem Titel „Implant Files" veröffentlicht, die weltweit von 250 Journalisten und Datenspezialisten aus 36 Ländern von 58 Medien einige Jahre lang durchgeführt wurde. Diese kam zu der Erkenntnis, dass vielfach implantierte Produkte und Geräte unzureichend geprüft wurden und weltweit für zigtausend Todesfälle verantwortlich sind. Genaue Zahlen lassen sich nur schwer erheben, da eine Langzeitwirkung diverser Produkte nicht genau überprüft werden kann. In der Bundesrepublik Deutschland wurde die Anzahl der Todesfälle, die auf fehlerhafte Medical Devices zurückzuführen ist, im Rahmen dieser Recherche mit 184

Fällen seit dem Jahr 2005 beziffert (Database Faulty Medical Devices, 2019). Die WHO nimmt in Bezug auf Global Health die Rolle von Medical Devices ernst, und hat sich mit verschiedenen Resolutionen das Ziel gesteckt, die Auswahl, Regulierung, Bewertung und das Management von Gesundheitstechnologien zu verbessern. Um regionale, nationale und globale Entscheidungen im Gesundheitswesen zu unterstützen, braucht es aber laut der WHO umfassende Informationen und klare Regeln und Leitlinien. Mit dem Projekt „Global Atlas of Medical Devices" unternahm die WHO erstmals Anstrengungen, Informationen über die globale Situation in Bezug auf Medical Devices zusammenzutragen und den Status zu erfassen (WHO, 2017, S. 10 u. 11). Eine Zielsetzung aus dem benannten Projekt ist die Formulierung einer nationalen Richtlinie für Gesundheitstechnologien. Hier wurde erkannt, wie wesentlich Medical Devices für das Funktionieren eines Gesundheitswesens sind. Es wurde deshalb empfohlen, dass staatliche Einrichtungen in einem nationalen Gesundheitsplan mit einbezogen werden, um Richtlinien über Gesundheitstechnologien zu erlassen. Nur wenn dieses national geplant, unterstützt und koordiniert werden, kann der gewünschte Output für Global Health erzielt werden (WHO, 2017, S. 22 bis 24). Die WHO verfolgt mit der Strategie der Medical Device Agenda das Ziel, dass die Herstellung von Medical Devices den maximalen Output für Global Health mit leistbaren Kosten ergibt. Dabei geht es vor allem um Länder, die kein Regulierungssystem für Medical Devices besitzen. Davon betroffen sind besonders Entwicklungsländer, in denen nur ein Bruchteil der Bevölkerung Zugang zu einer angemessenen Gesundheitsversorgung haben. Hier ist grundlegend die Entwicklung einfacher Instrumente auf nationaler Ebene erforderlich, um die Bedürfnisse der Bevölkerung für unterstützende Geräte bzw. Medical Devices generell zu erfassen. In diesem Spannungsfeld der globalen Unterschiede sind die Nachteile für Länder mit weniger Ressourcen im Hinblick auf die Interessen der Global Player der Medizintechnik-Branche offensichtlich. Seitens der WHO ist natürlich das Bestreben, den Zugang zu Medical Devices und die angemessene Verfügbarkeit für die erforderlichen Behandlungen für die Entwicklungsländer leistbar zu machen (WHO, 2017, S. 66).

1.1 Ausgangslage und Problemstellung

Der Einsatz von Medizintechnik birgt naturgemäß Risiken in sich. Patienten verlassen sich trotzdem darauf, dass sie in Gesundheitseinrichtungen sicher behandelt werden, wovon im Allgemeinen auch ausgegangen werden kann. Eine möglichst zuverlässige Patientensicherheit trotzdem zu gewährleisten, ist aufgrund ständiger Entwicklungen im technischen und medizinischen Sektor sowie aus weiteren Gründen eine dauerhafte Herausforderung (Jenke, 2004, S.3). Im Spannungsfeld dieser Herausforderung sind sowohl das Schutzinteresse der Patienten, der wirtschaftliche Bestandsschutz und auch das Innovationsinteresse der Hersteller zu berücksichtigen. Um die Risiken bei der Herstellung und Verwendung ihrer Produkte möglichst gering zu halten, ist seitens der Hersteller von Medical Devices ein vertrauensbildender Umgang mit der Öffentlichkeit und die verantwortliche Sicherung der Gesundheitsversorgung zu wenig ersichtlich (Jenke, 2004, S.478). Werden bei der Verwendung von Medical Devices Vorkommnisse festgestellt oder nicht vertretbare Sicherheitsrisiken registriert, sind im Sinne der Patientensicherheit sowohl professionelle Anwender als auch Hersteller und Vertreiber von Medical Devices in Österreich, und in vielen weiteren Industrienationen, zur Meldung verpflichtet. Diese Regelung soll die Patientensicherheit gewährleisten und Gesundheitsgefährdungen minimieren. Wird ein Zusammenhang zwischen der Fehlfunktion eines Medical Device und dem Ereignis hergestellt werden kann, hat die Meldung gemäß dem Medizinproduktegesetz „unverzüglich" zu erfolgen (MPG 1997; § 70, Abs. 1). In der Praxis zeigt sich, dass Anwender und Betreiber ihrer generellen Verpflichtung zur Meldung von Vorkommnissen nur bedingt nachkommen. Laut Erhebung des deutschen Bundesinstituts für Arzneimittel und Medizinprodukte (BfArM) liegt das Meldeaufkommen in Deutschland seit Jahren bei ca. 25 % (BfArM, 2019). Hersteller von Medical Devices sind hinsichtlich der Produktqualität natürlich nicht an einer negativen Berichterstattung interessiert. Da sich scheinbar bei der Herstellung von Medical Devices viele Unternehmen einem enormen Wirtschaftsdruck ausgesetzt sehen oder ihre Marktanteile sichern wollen, ist ihr Bestreben, die hohen Kosten der Zulassungsverfahren möglichst gering zu halten. Wie die eingangs erwähnte Recherche „Implant Files" aufzeigt, können bei der Zulassung von Medical Devices bürokratische Hürden scheinbar problemlos umgangen und somit die klinischen Studien aufgrund des Äquivalenzprinzips vermieden werden. Das bedeutet, sind bereits vergleichbare Produkte auf dem Markt, brauchen die erforderlichen Tests nicht mehr durchgeführt werden. Für die Gesundheitssysteme hat das zur Folge, dass unzureichend getestete Medical Devices auf den Markt gelangen und nicht nur eine Gefahr für die Patientensicherheit sind, sondern auch eine finanzielle Belastung für nationale Gesundheitssysteme darstellen (Projekte SZ, 2019).

1.2 Zielsetzung und Vorgehensweise

Die vorliegende Arbeit befasst sich mit der Recherche von Herstellermaßnahmen, die aufgrund von Vorkommnissen, Risikomeldungen und unerwünschten Ereignissen im Zusammenhang mit Medical Devices wahrgenommen werden. In erster Linie soll untersucht werden, in welcher Häufigkeit Hersteller Maßnahmen nach Vorkommnissen einleiten und diese im Rahmen der gesetzlichen Meldepflicht kommunizieren. Als nächste Zielsetzung der Arbeit werden die eingeleiteten Maßnahmen der jeweiligen Hersteller in Relation zu ihrem Marktanteil betrachtet und verglichen. In der statistischen Untersuchung wird weiterhin der Frage nachgegangen, inwieweit die Größe von medizintechnischen Unternehmen, gemessen am Marktanteil, und die aktuelle Marktsituation am Medizin-technikmarkt, Rückschlüsse auf die Fehleranfälligkeit von Medical Devices bestimmter Hersteller zulassen. Um diesen Vergleich anstreben zu können, sollen in einer spezifizierten Segmentauswahl eine den Marktanteilen entsprechend hohe Anzahl von Produkten mit der Häufigkeit von gemeldeten unerwünschten Ereignissen und Vorkommnissen verglichen werden. Diese Zielsetzung scheint dem Autor notwendig zu sein, da sich durch aktuell vorhandene Daten und Statistiken nicht eindeutig erschließt, wie hoch die Risiken für Patienten im Rahmen einer Behandlung mit Medical Devices bestimmter Hersteller sind. Auch die im Vorfeld der Arbeit durchgeführte Recherche sachbezogener Literatur bzw. vergleichbare Studien ergaben keinen Aufschluss über die benannten möglichen Risiken. Die Absicht des Autors ist es somit, mit der Bearbeitung des Themas und der daraus resultierenden empirischen Studie einen Beitrag zum Risiko-profiling im internationalen Gesundheitswesen zu leisten und dem Ansatz des Public Health im Sinne der interdisziplinären Betrachtung Rechnung zu tragen. Die Arbeit befasst sich demzufolge im weiteren Sinne schlussendlich auch mit der sicheren Herstellung und Verwendung von Medical Devices. Es ist jedoch in der vorliegenden Arbeit nicht das Ziel, alle möglichen und relevanten sicherheitstechnischen Aspekte erschöpfend zu beleuchten geschweige denn, die Fülle der möglichen Schwachstellen von Medical Devices einzelner Hersteller aufzuzeigen. Die thematische Behandlung beschränkt sich auf registrierte und dokumentierte Vorfälle, sowie Sicherheitsinformationen und Rückrufe, die von Herstellern in Bezug auf deren Medical Devices gemeldet oder übermittelt wurden. In diesem Rahmen wird lediglich die Möglichkeit einer Korrelation untersucht. Die dafür erforderliche vertiefende Auseinandersetzung, mit der empirischen Studie als Kern der Arbeit, erfolgt in Kapitel 4.

1.3   Aufbau der Arbeit

Die Arbeit ist in einen theoretischen und empirischen Teil gegliedert. Im theoretischen Teil (Kapitel 2) werden die erforderlichen Hintergründe für das Verständnis der vorgestellten Thematik beschrieben. Beginnend mit den Begriffsdefinitionen werden anschließend die Recherchen und der Stand der Forschung beschrieben. Im Vorfeld der empirischen Studie werden hier auch schon die Forschungsfrage und die Hypothesen vorgestellt. Dieser Vorgriff dient dazu, die literarische Themenaufbereitung nachvollziehen und dem sachlichen sowie dem fachlichen Inhalt folgen zu können. Die Literaturarbeit befasst sich mit der Analyse der Quellen zum Stand der Forschung und mit der Beleuchtung der Hintergründe des globalen Gesundheitsmarkts, sowie den Zulassungsvoraussetzungen für Medical Devices. In diesem Kontext werden eingeleitete Herstellermaßnahmen nach Eingang von Risikomeldungen untersucht. Die Untersuchung der Herstellermaßnahmen beschränkt sich in dieser Arbeit exemplarisch nur auf das Produktsegment:

Kardiovaskuläre Geräte und Medizinprodukte (Herz-Kreislauf-Geräte)

Im Fokus der empirischen Studie stehen dabei vor allem die implantierbaren medizinischen Geräte dieses Segments. Im Hinblick auf die erweiterte Untersuchung der daraus resultierenden Einflüsse auf die globalen Gesundheitssysteme spielen vor allem folgende Gründe eine wesentliche Rolle für diese Auswahl:

- Hohe Relevanz für Global Health
- Marktanteile der Hersteller und Gewinnmargen im ausgewählten Produktsegment
- Hohe Risiken im Bereich der Klassifizierung
- Zugang zu validen Daten

1.3.1   Studiendesign – Spezifikation des Produktsegments

In der Darstellung des Studiendesigns wird eine kurze Beschreibung des ausgewählten Produktsegments *Kardiovaskuläre Geräte und Medizinprodukte* als Studienobjekt vorgenommen. Um in der Untersuchung ein aussagekräftiges Ergebnis erzielen zu können, wurden nur Hersteller im gleichen Produktsegment ausgewählt und miteinander verglichen. Für die Studie wurde dieses Produktsegment außerdem gewählt, um die Bedeutung und Gewichtung des Segments bzw. der gesamten Produktpalette im Kontext der gesundheitlichen Relevanz im globalen wirtschaftlichen Ausmaß aufzuzeigen. Weltweit sind Herz- und Gefäßerkrankungen die häufigsten Todesursachen. In der Zahl der Spitalsaufenthalte lässt sich erkennen, dass hier die meisten Behandlungen vorgenommen werden. Vor allem die koronare Herzkrankheit hat als Krankheitsbild eine enorme epidemiologische und volkswirtschaftliche Bedeutung. Die stationäre Morbidität, die Sterbeziffer, die Arbeitsunfähigkeit und in Folge die Rehabilitationsleistungen verdienen hier eine besondere Beachtung (Gorenoi et al., 2008, S. 14). Die Erforschung dieser Erkrankungen gehört hinsichtlich der Prävention, der Ursachen und neuer Behandlungsmethoden zu den wichtigsten globalen und nationalen gesundheitspolitischen Herausforderungen der modernen Medizin (Meduni-Graz, 2019). Medical Devives in diesem Segment sind überwiegend Herzrhythmus-Geräte, Geräte der Interventions-Kardiologie und kardiologische prothetische Geräte, sowie elektrophysiologische und Ablationsgeräte. Kardiovaskuläre medizinische Geräte dienen zur Diagnose, Prävention und Behandlung von Herzerkrankungen und den daraus resultierenden gesundheitlichen Problemen. Im Rahmen der Diagnose und Therapie geben diese Herz-Kreislauf-Geräte Auskunft über die Herzfunktion, den Zustand von Blutgefäßen und die funktionellen Bedingungen des Kreislaufs (wiseguyreports, 2019). Der Medizintechnikmarkt verzeichnet eine gesteigerte Verbreitung dieser Geräte, was auf den globalen Anstieg von älteren Menschen, dem allgemeinen Bedürfnis nach mehr minimal invasiven medizinischen Prozeduren und dem technologischen Fortschritt zurückgeführt werden kann. Berechnungen der WHO zufolge gab es im Jahr 2013 weltweit eine Population von 570 Millionen Personen im Alter von 65 Jahren und älter. Erwartet wird, dass im Jahr 2050 die Population in dieser Altersgruppe 1,5 Mrd. Menschen betragen wird, das wäre ein Anteil von 16% der globalen Bevölkerung. Behandlungen in diesem Bereich werden demzufolge zunehmen und in gesundheitsökonomischer Hinsicht ihren Niederschlag finden (Gorenoi et al., 2008, S. 5; WHO-Gesundheitsausgaben, 2019).

1.3.2   Studiendesign – Beschreibung der Hersteller

Die nachfolgenden Hersteller werden im Rahmen der Studie kurz vorgestellt, um eine übersichtliche Beschreibung für den Untersuchungszusammenhang zu liefern. Die Angaben zu den Unternehmen werden nur auszugsweise präsentiert, damit die Unternehmensgröße, das Produktportfolio und die Zusammenhänge der Untersuchung nachvollziehbar sind. Alle folgenden Hersteller über ihr Gesamtangebot hinaus im spezifischen Produktsegment vertreten. Sie haben somit in dieser Kategorie die gemeinsame Schnittstelle, um eine vergleichende Untersuchung in der Studie zu ermöglichen und zuzulassen. In der Beschreibung und Darstellung der Hersteller wird besonders hervorgehoben, dass es vor allem auch bei der untersuchten Auswahl um Vorwürfe bzw. Unregelmäßigkeiten in ihrem Geschäftsgebaren geht. Soweit nachweisbar und medial bekannt, werden diese kurz in der nachfolgenden Beschreibung erwähnt.

1. Medtronic

Medtronic wurde 1949 gegründet und beschäftigt z.Zt. rund 91.000 Mitarbeiter, die jährlich einen Umsatz von rund 29,7 Mrd. US $ generieren. Dieses börsennotierte Unternehmen, mit Sitz in Dublin, ist weltweit führend in der Herstellung und dem Vertrieb von Medical Devices und hierbei vor allem insbesondere von implantierbaren Herzschrittmachern (Forbes, 2018).   Medtronic steht seit Jahren in der Kritik, in Interessenkonflikte, Steuertricks und Korruption verstrickt zu sein. Der US-Senat konnte 2012 feststellen, dass das Unternehmen Ärzte beeinflusst hat, um seine Produkte besser zu vermarkten.   Es   gab   seitens   des   Unternehmens   Eingeständnisse   zu   weltweiten Bestechungsvorwürfen und illegalen Preisabsprachen (SZ, 2019).

2. Boston Scientific

Boston Scientific ist ein US-amerikanischer Hersteller von Medical Devices und wurde 1979 gegründet. Auch dieses Unternehmen ist börsennotiert und hat seinen Hauptsitz in Marlborough, Massachusetts. Die Produktpalette des Unternehmens ist sehr breit aufgestellt und beinhaltet über 60 Produktkategorien. Beim Umsatz von kardiovaskulären Geräten steht Boston Scientific momentan weltweit an Platz zwei. Der Gesamtumsatz des Unternehmens beträgt z.Zt. ca. 10 Mrd. US $ (Boston-Annual-Report, 2018). Boston Scientific sah sich 2012 mit den Vorwürfen konfrontiert, Stents mit hohen und bedenklichen Komplikationsraten zu vertreiben. Diese haben scheinbar deutlich öfter den Tod von Patienten herbeigeführt, als herkömmliche Behandlungsmethoden. Nach Intervention der FDA in den USA hat Boston Scientific die Unternehmenssparte mit den kritischen Stents verkauft (SZ, 2019).

3. Abbott Laboratories

Dieses amerikanische Unternehmen, mit Sitz in Chicago, wurde bereits 1888 durch seinen Namensgeber Wallace C. Abbott gegründet. Neben der Herstellung von Medical Devices in mehreren Produktkategorien, ist das Unternehmen auch in der Ernährung und Pharmakologie aktiv. Vor allem in der Entwicklung von Medikamenten gegen HIV hat sich Abbott Laboratories hervorgetan. Mit der Übernahme von St. Jude Medical hat das

Unternehmen jedoch einen Schwerpunkt im Bereich kardiovaskulärer Geräte ausgebaut und erzielt z.Zt. einen Jahresumsatz von rund 22 Mrd. US $. Vor allem Produkte zur Früherkennung von Unregelmäßigkeiten im Herzen ragen in der Angebotspalette heraus und haben das Unternehmen weltweit in dieser Hinsicht ökonomisch vorangebracht. Das Unternehmen beschäftigte 2015 in 150 Ländern 74.000 Mitarbeiter. Unregelmäßigkeiten im Umgang mit risikobehafteten Medical Devices oder mit Sicherheitsvorschriften finden sich nicht in der Presse (Wiki, 2019; Forbes, 2017; Abbott-Annual-Report, 2018).

4. Johnson & Johnson

Seit mehr als 125 Jahren ist das Unternehmen Johnson & Johnson weltweit im Bereich der Gesundheitsfürsorge tätig. In den Sparten Consumer Health Care, Medical und Pharma bietet Johnson & Johnson ein breites gefächertes Produktportfolio an und leistet damit einen wesentlichen Beitrag im Global Health. Mit rund 127.000 Mitarbeiter in 60 Ländern weltweit, generierte das Unternehmen einen Umsatz von 72 Mrd. US $ im Jahr 2016 (JNJ, 2019). Johnson & Johnson wurde mehrfach wegen mangelhafter Implantate verurteilt und musste Entschädigungszahlungen leisten (Massdevice, 2019).   Aktuell sieht sich der Konzern laut Presseberichten mit hundertfachen Klagen bezüglich talkumhaltigen und somit krebserregenden Pflegeprodukten konfrontiert. Den Angehörigen einer an Krebs gestorbenen Frau sprach ein Gericht in den USA eine Entschädigungssumme von $ 72 Millionen Dollar zu (ORF, 2019).

5. Edwards Lifesciences

Die Unternehmensgründung von Edward Lifesciences geht auf das Jahr 1956 zurück. Miles Edwards begann damals mit der Entwicklung des ersten künstlichen Herzens. Nach eigenen Angaben ist das Unternehmen weltweit führend in der Forschung und Entwicklung von künstlichen Herzklappen und hämodynamischen Überwachungssystemen und ist hierbei bestrebt, innovative Technologien zur Behandlung von strukturellen Herzerkrankungen voranzutreiben. Bei einem Umsatz von ca. 4 Mrd. US $ beschäftigt Edward Lifesciences etwa 12.000 Mitarbeiter (Edwards, 2019). Im Wettbewerb sah sich Edwards Lifesciences 2017 mit Vorwürfen der Patentverletzung konfrontiert (BS, 2019).

6. Terumo

Die Terumo Corporation ist ein japanisches Unternehmen mit Hauptsitz in Tokio. Das Unternehmen wurde 1921 gegründet und generiert jährlich einen Umsatz von rund 4 Mrd. US $. Mit einer Mitarbeiteranzahl von rund 24.000 ist das Unternehmen in 160 Ländern vertreten. Neben Medical Devices und Zubehör für den Gebrauch in Krankenhäusern, ist das Unternehmen in der Ausstattung für Operationssäle und speziellen Geräten zur Herstellung und Verwendung von Bluttransfusionen aktiv. Weitere Produkte im Vertrieb sind angiographische Führungsdrähte und Katheter, diverse Stents und nicht zuletzt ein intravaskuläres Ultraschall-System. Nach einem TV-Beitrag in den Niederlanden sah sich Terumo mit Vorwürfen konfrontiert, verunreinigte und fehlerhafte Injektionsnadeln millionenfach in Umlauf gebracht zu haben. Obwohl nach eigenen Angaben das Unternehmen um die Verunreinigungen gewusst habe, wurde dies nicht den Behörden gemeldet (Terumo, 2019; Wiki, 2019; Spiegel, 2015).

7. C. R. Bard (seit 2017 Becton Dickinson)

Über 100 Jahre war C. R. Bard in der Entwicklung und Herstellung innovativer medizinischer Technologien aktiv. Mit der Übernahme im Jahr 2017 durch Becton und Dickinson erhöhten sich die Chancen auf internationale Wachstumsmöglichkeiten. Kernbereiche sind die Biopsie, urologische Diagnostik, vaskuläre Gefäßmedizin und chirurgische Spezialprodukte. Becton Dickinson beschäftigt nach eigenen Angaben ca. 40.000 Mitarbeiter in rund 50 Ländern, wobei auf C. R. Bard 12.000 Mitarbeiter in 28 Ländern kommen, und erwirtschaftet einen Umsatz von ca. 13 Mrd. US $ jährlich. Das Unternehmen sah sich in den letzten Jahren mit verschiedenen Vorwürfen bezüglich sicherheitskritischen Umgangs mit Medical Devices konfrontiert. Eine Anzahl von 27 Todesfällen wurde diesbezüglich 2002 im Zusammenhang mit dem Produkt Recovery Filter verzeichnet. Im Jahr 2013 stimmte das Unternehmen einer Ausgleichszahlung zu, nachdem sich Bestechungsvorwürfe bestätigt hatten. Ebenso folgten im Jahr 2015 Ausgleichszahlungen in Höhe von 200 Mill. US $, im Zusammenhang mit risikobehafteten Produkten (Handelsblatt, 2019; Bard, 2019; LawReview, 2019).

8. Sorin Liva Nova

Das Unternehmen Sorin Liva Nova, mit Konzernsitz in London, ist ein Zusammenschluss der italienischen Sorin Group und der amerikanischen Cyberonics (2015). Mittlerweile ist das Unternehmen in mehr als 100 Ländern weltweit vertreten und beschäftigt bei einem aktuell jährlichen Umsatz von ca. 1,5 Mrd. US $ mehr als 4.500 Mitarbeiter. Kernbereiche des Unternehmens sind die Herzchirurgie, die Neuromodulation und die Herzrhythmus Steuerung. Ergänzt wird die Produktpalette durch Herzlungenmaschinen, Oxygenatoren, Perfusionsschlauchsysteme, sowie Blutwaschsysteme für Frühgeborene und Kleinkinder.

Unregelmäßigkeiten im Umgang mit risikobehafteten Medical Devices oder mit Sicherheitsvorschriften finden sich nicht in der Presse (bizjournals, 2019; livanova, 2019).

9. Integer Holdings (vormals Greatbatch)

Das Unternehmen Integer Holdings ist ein Zusammenschluss der drei ehemaligen Unternehmen Greatbatch, Inc., Lake Region Medical und Electrochem. Dieser erfolgte im Jahr 2015. Durch den Zusammenschluss gelang es dem Unternehmen nach eigenen Angaben weltweit der Outsource Hersteller Nummer eins von Medical Devices in den Produktkategorien Kardiovaskuläre Produkte, Neuromodulation und orthopädische Instrumente zu werden. Hier erhebt es weiterhin den Anspruch, kreative Lösungen vom Produkt Design bis hin zu Endsystemen für das Kardio- und vaskuläre Gesundheitsmanagement anbieten zu können. Das Unternehmen generiert einen Umsatz von ca. 800 Mill. US $ jährlich. Wilson Greatbatch hat maßgeblich zu der Entwicklung von implantierbaren Herzschrittmachern beigetragen. Unregelmäßigkeiten im Umgang mit risikobehafteten Medical Devices oder mit Sicherheitsvorschriften finden sich nicht in der Presse (Wiki, 2019; Integer, 2019).

10. Merit Medical

Das Unternehmen Merit Medical, mit Sitz in Utah (USA), wurde im Jahr 1987 gegründet und zeichnet sich durch die Herstellung und den Vertrieb von kardiologischen und therapeutischen Medical Devices aus. Die Kernproduktgruppen sind im Bereich der peripheralen und kardiologischen Intervention, Interventionen in der Onkologie und der Wirbelsäule, kardiovaskuläre und Intensivpflege, sowie in der Endoskopie. Das Unternehmen erwirtschaftet ca. 600 Mill. US $ jährlich. Unregelmäßigkeiten im Umgang mit risikobehafteten Medical Devices oder mit Sicherheitsvorschriften finden sich nicht in der Presse (Stock, 2019; Wikirate, 2019).

2 Theoretischer Teil

In Kapitel 2 wird der Schwerpunkt auf die thematische Beschreibung und die literarische Vorbereitung der Studie gelegt. Damit soll vom Stand der Forschung zur eigentlichen Studie übergeleitet werden. Die theoretische Grundlagenbeschreibung beinhaltet vorab alle notwendigen und allgemeinen Informationen für das Sachverständnis der Thematik und liefert alle Begriffsdefinitionen zum einheitlichen Leseverständnis. Die Literaturarbeit (Kap. 3) umfasst die beiden Themenbereiche *Gesundheitsmarkt* und *Medical Devices* und bildet die fachliche Grundlage für die Untersuchung in der vorliegenden Arbeit. Als Vorspann wird das Thema Medical Devices betrachtet und beschrieben. Um die Verbindung zur Studie herstellen zu können, muss ansatzweise auf die wichtigsten Elemente der Zulassung von Medical Devices eingegangen werden. Hierbei geht es konkret um die Festlegung einer Zweckbestimmung, die Klassifizierung entsprechend der Risikogruppe und die dazu erforderlichen weiteren Schritte für das Inverkehrbringen eines Medical Devices. An diese Ausführungen schließen sich die Anforderungen an das Inverkehrbringen und die dafür erforderlichen gesetzlichen Rahmenbedingungen im Einklang mit den Standards der Sicherheit an. Die Beschreibung beschränkt sich jedoch auf einen groben Abriss, um den Prozess der Herstellung mit allen Herausforderungen bis zum Zeitpunkt der Verwendung von Medical Devices in einem Überblick aufzuzeigen. Anschließend wird in diesem Zusammenhang der Themenkomplex Gesundheitsmarkt zur Sprache kommen. Der Gesundheitsmarkt und dessen Entwicklung werden im Hinblick auf die eingangs beschriebene Problematik betrachtet, um die Marktverteilung von Medical Devices nachvollziehen zu können. Konkret bedeutet dies, es wird aufgezeigt werden müssen, welche wirtschaftliche Interessen und Dynamiken bei der Herstellung und Vertreibung Medizinprodukten mitwirken, um Marktanteile sichern und marktführende Innovationen voranbringen zu können. Vor der eigentlichen Untersuchung und Durchführung der Studie müssen weiterhin die Themen Patientensicherheit und Risikomanagement im Gesundheitswesen berücksichtigt werden, da beide Themen im Hinblick auf Public Health als Indikatoren für den Zustand und das Qualitätsniveau von Gesundheitssystemen wesentlich sind. An dieser Stelle sei auch erwähnt, dass die thematische Aufbereitung nur in der notwendigen Tiefe vorgenommen wird, wie es für das Verständnis der Arbeit erforderlich ist. Diese Vorbemerkung ist notwendig, da es gerade in dem Bereich der Zulassung von Medical Devices und deren Klassifizierung ein breites und gut sortiertes Spektrum an Literatur und Publikationen gibt, welches die gesamte

Bandbreite wesentlich besser und präziser beschreibt. Der Autor greift daher auf eine Fülle fundierter Expertise zurück, die ein grundlegendes Verständnis vermitteln. In der beschriebenen Vorgehensweise wird versucht, eine einfache und konsistente Definition zu wählen, um den Themenkomplex so verständlich wie möglich zu halten. Alle gewählten Perspektiven und Ansätze, die in der Struktur der Arbeit aufscheinen, dienen ausschließlich dazu, den weitläufigen Sachverhalt einzugrenzen. Auch wenn das Gesamtthema sehr komplex und vielschichtig ist, muss die Arbeit in Bezug auf die Sachverhaltsdarstellung überschaubar gehalten werden. Der wesentliche Aspekt bei der Ein- und Abgrenzung der Arbeit ist die angestrebte Entfaltung der Kernthematik, die durch den Titel der Arbeit definiert wurde.

2.1 Begriffsdefinitionen

Im Folgenden werden die für das fachliche Verständnis der Arbeit notwendigen Begriffe definiert und kurz beschrieben. Dies ist insofern notwendig, um die Verwendung der Begriffe im Kontext der Arbeit verständlich zu machen. Es soll somit für den Leser eine gemeinsame Sprache als Grundlage des Leseverständnisses geschaffen werden. Nur so ist im Sinne einer abstrahierten Lesbarkeit das Nachvollziehen des thematischen Zusammenhangs möglich. Die Gliederung der Begriffe orientiert sich an der Struktur der Arbeit (Gliederung der Kapitel), nicht nach der alphabetischen Reihenfolge. Einige Definitionen wurden für das Verständnis der Arbeit selbst definiert und kontextbezogen formuliert. Allgemeine fachliche Begriffe, die auch nach einschlägigen Harmonisierungs-vorschriften zur Anwendung kommen, wurden aus der MDR 2017 (Verordnung 2017/745 des europäischen Parlaments über Medizinprodukte) adaptiert.

A. Medical Devices

In der vorliegenden Arbeit wird verallgemeinert und auch synonym für alle Arten von medizinischen Produkten der Begriff *Medical Devices* verwendet. Dieser Begriff kann übersetzt werden als Medizinprodukt, Medizinisches Gerät oder auch Medizintechnik. Da in der Arbeit in mehrfacher Hinsicht die drei Begriffe variabel gebraucht werden können, wird zum einfacheren Verständnis *Medical Devices* als einheitlicher Begriff verwendet.

B. Hazard (Gefahr)

Hazard ist eine Situation oder ein Sachverhalt, der zu einer negativen Auswirkung führen kann, welche Personen, Sachen, Umwelt oder Tiere betreffen können. In der weiteren

Bedeutung kann aus einer Gefahrensituation die Möglichkeit entstehen, dass jemandem etwas zustößt oder ein Schaden eintritt.

C. Risikomeldung

Im Kontext dieser Arbeit ist mit *Risikomeldung* eine abgesetzte, eingegangene und registrierte Mitteilung über ein unerwünschtes Ereignis oder ein Vorkommnis gemeint. Im rechtlichen Sinn sind Risikomeldungen über ein nationales Meldesystem, falls vorhanden, bzw. zukünftig in der EU über das europäische Meldesystem (EUDAMED) zu erfassen.

D. Herstellermaßnahme

Eine durch Hersteller von Medical Devices eingeleitete Maßnahme, nachdem ein Vorkommnis mit einem Produkt registriert und als Risikomeldung im Rahmen eines nationalen Meldesystems eingegangen ist.

E. Vorkommnis

Eine Funktionsstörung, ein Ausfall oder eine Änderung der Merkmale oder der Leistung oder eine Unsachgemäßheit der Kennzeichnung oder der Gebrauchsanweisung eines Medical Devices, die unmittelbar oder mittelbar zum Tod oder zu einer schwerwiegenden Verschlechterung des Gesundheitszustands eines Patienten, eines Anwenders oder einer anderen Person geführt hat, geführt habe könnte oder führen könnte.

F. CE-Konformitätskennzeichnung

Diese Kennzeichnung bestätigt, dass ein Produkt (z.B. Medical Device) den einschlägigen Herstellungsanforderungen entspricht.

G. Äquivalenzprinzip

Der Nachweis wird erbracht, dass ein Medical Device „ausreichend ähnlich" ist, um als Vergleichsprodukt ohne klinische Prüfung zugelassen zu werden.

H. Aktives implantierbares Medizinprodukt (AIMD)

Ein Produkt, das dazu bestimmt ist, ganz in den menschlichen Körper eingeführt zu werden und dessen Betrieb von einer Energiequelle abhängig ist.

I. Gesundheitsausgaben

Mit den Gesundheitsausgaben werden wirtschaftliche Ressourcen quantifiziert, die für die Gesundheitsversorgung aufgewendet werden. Gesundheitsausgaben betreffen in erster Linie Güter und Dienstleistungen der Gesundheitsversorgung, die von gebietsansässigen

Einheiten verbraucht werden, unabhängig davon, wo der Verbrauch stattfindet oder wer dafür zahlt.

<u>K. Risikoprofiling</u>

Mit dem Begriff Risikoprofiling ist im Sinne des Public Health und im Kontext der Arbeit der Prozess gemeint, in dem die Risikobereitschaft gemessen und die Risikokapazität und das benötigte Risiko berechnet wird. Unter Berücksichtigung der Risikowahrnehmung wird die bestmögliche Lösung für die Identifikation und Reduktion von Risiken angestrebt.

2.2 Durchgeführte Recherchen

Für die vorliegende Dissertation wurde eine Literaturrecherche im Zeitraum von Mai 2018 bis März 2019 vorgenommen. Die nach Auffassung des Autors relevanten Publikationen und die im Literaturverzeichnis aufgelisteten Quellen wurden entsprechend der Thematik gesichtet und quergelesen. Ausgewählte Quellen wurden gemäß dem dargestellten Sachverhalt ausgewertet und inhaltlich integriert. Es wurde dabei überwiegend Literatur berücksichtigt, die eine für den Inhalt der Arbeit erklärende und wissenschaftlich fundierte Publikation dargestellt hat. Ergänzende Literatur, die zwecks weiterführender Beleuchtung der einzelnen Themenbereiche erforderlich schien, ist nur im begrenzten Ausmaß mit einbezogen worden. Hier sind vor allem Inhalte aus der Praxis zu betonen, die zu dem komplexen Thema den entsprechenden Sachbezug herstellen und die notwendige Expertise beisteuern konnten. Diese praxisbezogenen Inhalte betrafen in erster Linie die Herstellung, die Zertifizierung und das Inverkehrbringen sowie die Risikoanalyse von Medical Devices. Weiterhin wurden für die Arbeit fachspezifische und themenrelevante Internetseiten recherchiert und entsprechende Informationen, sonstige Hinweise und Abbildungen mit eingegliedert. Hier sind vor allem folgende Seiten und Quellen zu erwähnen:

- Google Scholar
- Pubmed
- Implant Files (IMDD Database)
- Nationale Vigilanzsysteme
- CrossRef
- PMC free article

Für die empirische Studie wurde ausschließlich eine umfangreiche Recherche im Internet durchgeführt. Um der vorgelegten Studie eine aussagekräftige Relevanz und Validität geben zu können, musste dieser Weg gewählt werden, da die thematisch vorhandenen Quellen und Medienportale fast ausschließlich online verfügbar sind. Bei der Recherche der vorgenommenen Herstellermaßnahmen konnte der Autor sowohl auf nationale Reporting- und Vigilanz Systeme als auch auf bereits gesammelte Daten medialer Plattformen zugreifen, die ihre vielfältigen investigativen Rechercheergebnisse der Öffentlichkeit zur Verfügung gestellt haben. In erster Linie ist hier das *„International Consortium of Investigative Journalists"* (ICIJ) zu erwähnen, deren umfangreicher Recherche der Autor einen Großteil der für die durchgeführte Studie erforderlichen Daten verdankt. Details dazu und ergänzende Referenzstudien werden in weiterer Folge aufgegriffen und beschrieben. Den Marktanalysen und der Aufgliederung der jeweiligen Marktanteile der ausgewählten Medizintechnik-Hersteller liegen, neben einer umfangreichen Internetrecherche, auch direkte Informationen der ausgewählten Herstellern über ihren Finanzberichten zugrunde, die über die entsprechenden Websites von ihnen zur Verfügung gestellt werden. Weiterhin konnten für die Studie und analytische Aufbereitung Informationen von unterschiedlichen Organisationen im Market Research Bereich herangezogen werden. Hier sind vor allem die Plattformen „Statista" und „Wise Guy Reports" zu erwähnen, die als Quellen ein umfangreiches Gesamtbild der Marktsituation vom globalen Medizintechnikmarkt abbilden konnten. Weitere Informationen von anderen Market Research Organisationen haben aufgrund einer ausgewogeneren analytischen Recherche zusätzlich ihren Niederschlag in der Arbeit gefunden. Auf Grundlage der erwähnten Quellen ist die Studie dementsprechend in folgende Teilbereiche gegliedert, die im Wesentlichen aufeinander aufbauen:

A. Literaturrecherchen (Print und Internet)

B. Für die Durchführung der Studie erforderliche Recherchen im Internet (Quellen der staatlichen Behörden in Bezug auf die Überwachung des Medizinprodukte-Marktes: FDA, BfArM, MHRA, Swissmedic, und weitere; Database IMDD des „International Consortium of Investigative Journalists")

C. Recherche Marktanalysen und Durchsicht Finanzberichte

D. Requirements Engineering in Bezug auf Medical Devices

E. Betrachtung der IST-Situation zur Wahrnehmung von Herstellermaßnahmen

F. Thematische Recherche der globalen Situation in Bezug auf Public Health

Im Vorfeld der Studie konnten von Juni 2014 bis 2019 bereits Recherchen im praktischen und beruflichen Umfeld verschiedener Krankenhäuser und Gesundheitseinrichtungen durchgeführt werden. Bei diesen Recherchen konnten nicht nur viele Alltagssituationen bei der Verwendung von medizintechnischen Gerätschaften beobachtet und dokumentiert werden, es bot sich auch vielfach die Gelegenheit, im interdisziplinären Austausch mit den unterschiedlichen Fachdisziplinen zu sein. Es gilt dabei zu beachten, dass jede Fachgruppe nicht nur unterschiedliche Ansätze für die Verwendung von Medical Devices hat bzw. definiert, die Bandbreite der verschiedensten Gerätschaften konnte somit auch unterschiedliche Erkenntnisse für die Recherchen liefern. Diese Erkenntnisse und Ergebnisse fließen ebenso in die vorliegende Arbeit mit ein, wie die vielfältigen sachkundigen Informationen des unterschiedlichen Gesundheitspersonals, die im Laufe der aufgezeigten Jahre mit ihrer Berufspraxis die Thematik wertvoll beleuchten konnten. Konkret sind an dieser Stelle folgende Projekte und Einrichtungen zu erwähnen:

- Berufsprojekt im Sommer 2014 im Brüderkrankenhaus in Paderborn/Deutschland, währenddessen die Geräteortung eine Betreuungsaufgabe war
- Recherche in der Medizintechnikabteilung in einem Schwerpunktkrankenhaus im Westen Wiens (Dezember 2016)
- Untersuchungen in einem Schwerpunktkrankenhaus (HNO-Klinik) im Februar 2017, bei denen eine Hospitation in der dortigen OP sowie in der Intensivstation Erkenntnisse für diese Arbeit gebracht haben

2.3 Stand der Forschung

Die epidemiologische Forschung zu Medical Devices steht im Kontext der Patientensicherheit noch am Anfang. International fehlt es an einem verbindlichen Goldstandard zur Messung vermeidbarer medizinproduktassoziierter Ereignisse. Nach dem gegenwärtigen Stand der Forschung reichen die bisherigen Methoden nicht aus, um dieses weite Feld erschöpfend behandeln zu können (Lessing, 2009, S. 624). Erste Forschungen zum Thema „Safer Health System" begannen 1999 mit der Publikation „To Err is Human: Building a Safer Health System". In dieser Studie wurden erstmalig Zusammenhänge von Behandlungsfehlern erforscht. Dieser Report gilt als Meilenstein in der Thematik Patientensicherheit (Kohn et al., 1999). Die erste Studie, die sich gezielt mit Risiken im Zusammenhang mit Medical Devices beschäftigt hat, wurde 2004 unter dem Titel „Surveillance of Medical Device - Related Hazards and Adverse Events in Hospitalized Patients", von der American Medical Association veröffentlicht. Diese Studie wurde von Januar bis September 200 in einem 520-Betten-Krankenhaus in den USA mit 20.441 Patienten durchgeführt. Während dieser Studie wurden computerunterstützte Einträge nach ihrer Häufigkeit mit unterschiedlichen Vorkommnissen und Umfragen verglichen. In dieser Studie konnte schlussendlich eine Häufigkeit von 8% an medizinproduktassoziierten Risiken, bei einem Konfidenzintervall von 95%, nachgewiesen werden (Samore et al., 2004). In Deutschland wurde im Rahmen eines Forschungsprojektes eine Recherche über die Häufigkeit unerwünschter Medizinproduktereignisse durchgeführt. Zu diesem Thema sichtete eine Forschungsgruppe systematisch die Datenbanken Pubmed und Embase und erfasste insgesamt 241 Arbeiten im Zeitraum von 1995 bis 2007 zu diesem Thema. Unter den 241 Originalarbeiten konnten 148 Studien zum Thema Arzneimitteltherapiesicherheit und lediglich eine Studie zur Thematik unerwünschter Medizinprodukteereignisse ermittelt werden (Lessing, 2009, S. 620). Laufende Recherchen und statistische Erhebungen werden von nationalen Meldesystemen, wie z.B. die Food and Drug Administration in den USA (FDA), das Bundesinstitut für Arzneimittel und Medizinprodukte in Deutschland (BfArM), swissmedic in der Schweiz, etc. durchgeführt. Diese erfassen regelmäßig Vorkommnisse und Risikomeldungen, untersuchen diese und werten sie statistisch aus. Der Fokus bei diesen Erhebungen ist unterschiedlich und reicht z.B. beim BfArM von der Anzahl der Risikomeldungen bis zu Fehlerursachen bei Medizinprodukten (BfArM, 2019). Als Basiswissenschaft von Public Health wurden 2007 umfangreiche Studien in der Publikation „Medical Device Epidemiology and Surveillance" zusammengefasst und von der Arbeitsgruppe um S. Lori Brown herausgegeben. Diese haben sich u.a. mit der Regulierung von Medical Devices beschäftigt (Brown et al., 2007). Mit den Rückrufen von kardiologischen Implantaten befasste sich die Studie „Recalls of Cardiac Implants in the last Decade: What Lessons can we learn?" Experten von der Universität Erlangen-Nürnberg (Deutschland), interdisziplinäres Zentrum für Health Technology Assessment (HTA) und Public Health (IZPH) und der Universität von Akron (United States of Amerika) haben in den Jahren von 2004-2014 systematisch Rückrufinformationen von kardiologischen Implantaten in den Datenbanken PubMed, ScienceDirect und Scopus databases untersucht. Außerdem wurden weitere Datenquellen von Regulierungsbehörden aus 193 UN Mitgliederstaaten gesichtet und untersucht. Hier konnten vor allem Mängel in Meldesystemen aufgezeigt werden (Zhang et al., 2015). Eine sehr umfangreiche Studie zum Thema Risikomeldungen und Vorkommnisse mit Implantaten wurde über den Zeitraum von mehreren Jahren bis November 2018 durchgeführt. An dieser Studie, unter dem Titel "The Implant Files", waren mehr als 250 Journalisten von rund 60 verschiedenen Medien aus 36 Ländern beteiligt. Darunter sind die BBC, Le Monde, AP sowie Medien aus Japan, Südkorea, Pakistan, Indien, Argentinien, Brasilien, Mexiko und vielen europäischen

Ländern vertreten gewesen. Koordiniert wurde die Recherche vom Internationalen Konsortium Investigativer Journalisten (ICIJ). Die hohe Anzahl von über 90.000 Vorkommnissen konnte so erfasst und umfangreich dokumentiert werden (Medicaldevices, 2018). Aktuelle Daten und Fakten zur Marktsituation der Medizintechnikbranche liefern unterschiedliche Market Researches Organizations wie „statista", „WiseGuyReports" oder „zion market research"; die Auswertung der herstellerbezogenen Marktanteile wird über die jährlichen Finanzberichte der Hersteller selbst vorgenommen und ist über die jeweiligen Webseiten zugänglich.

2.4 Forschungsfrage und Hypothesen

Bei der Auseinandersetzung mit der Thematik hat sich im Vorfeld für den Autor die Frage aufgedrängt, wie Unternehmen mit Restrisiken bei der Herstellung von Medical Devices umgehen. Diese Frage entwickelte sich im Rahmen der durchgeführten Risikoanalyse für Drug Eluting Stents (Kapitel 3.2.4). In diesem Beispiel konnten die Restrisiken unter den beschriebenen Herstellungsbedingungen nicht gänzlich ausgeschlossen werden. Es muss jedoch bei dieser Art von Produkten beachtet werden, dass der Nutzen in den meisten Fällen überwiegt. Bei der Produktion von Medical Devices wird den Herstellern im Rahmen der Risiko-Nutzen-Abwägung jedoch seitens der Gesetzgebung, vor allem in der EU, ein Spielraum eingeräumt, den finanziellen Aspekt bei der Kalkulierung des betriebswirtschaftlich Tragbaren im Herstellungsprozess mit einzubeziehen (Leitgeb, 2015, S. 12). Dieser Handlungsspielraum hat erheblich zur Formulierung der Forschungsfrage geführt.

Folgende Annahme (These) geht der Studie voraus

Es wird angenommen, dass ab einer gewissen Unternehmensgröße, gemessen an den Marktanteilen, ein verantwortlicherer Umgang mit Risiken bei der Herstellung und beim Einsatz von Medical Devices erkennbar wird. Aufgrund der Unternehmensgröße und der Anzahl der am Markt vorhanden Geräte, sollten sich besonders größere Hersteller ihrer Verantwortung bewusst sein, die sie für ihre Produkte am globalen Gesundheitsmarkt haben. Aus diesem Grund wird weiterhin angenommen, dass sich auch die Anzahl von unerwünschten Ereignissen mit Medical Devices größerer Hersteller, verglichen mit kleineren Herstellern, in einem vertretbaren Maß hält. Es wird somit davon ausgegangen, dass mit der steigenden Präsenz am Markt und den offensichtlich besseren finanziellen Mitteln, diese Verantwortung in einem größeren Ausmaß wahrgenommen wird. Wird dieser Annahme nicht Rechnung getragen, muss davon ausgegangen werden, dass andere Gründe vorhanden sind und es kein Zufall sein kann, wenn Zusammenhänge im Sinne der gestellten Hypothesen vorhanden sind. In diesem Fall könnte weiterhin angenommen werden, dass die Vorgehensweise bei der Risikoevaluierung nach Unternehmen variiert. Da die Dunkelziffer bei den nicht gemeldeten Vorkommnissen sowohl bei Herstellern als auch bei den Anwendern sehr hoch ist, muss die Annahme den vorhandenen Fakten folgen und begnügt sich hier, die bereits erwähnten Restriktionen als Limitation der Studie einzuordnen. Der Ausgang der Studie wird im Vorfeld natürlich auch aus diesen Gründen als ungewiss vorausgesetzt. Die Untersuchung möglicher Zusammenhänge ist im globalen Spannungsfeld des Global Health insofern von Bedeutung, um Vorgänge in der Medizintechnikbranche zu verdeutlichen und transparenter zu machen. Somit schließt sich folgende Forschungsfrage an diese These an.

Forschungsfrage

Gibt es einen Zusammenhang zwischen der Größe von medizintechnischen Unternehmen (gemessen an der Umsatzstärke bzw. dem Marktanteil) und der Anzahl von Herstellermaßnahmen aufgrund von Risikomeldungen und Vorkommnissen bzw. unerwünschten Ereignissen mit Medical Devices?

Hypothesen

1. Hypothese

$H_{0.1}$:   Es gibt keinen Zusammenhang zwischen Größe des Unternehmens und Anzahl von Herstellermaßnahmen

$H_{1.1}$:   Es gibt einen Zusammenhang zwischen Größe des Unternehmens und Anzahl von Herstellermaßnahmen

2. Hypothese

$H_{0.2}$:   Die Anzahl der Herstellermaßnahmen lässt bei Herstellern keine Rückschlüsse auf den Umgang mit Risikomanagement zu

$H_{1.2}$:   Die Anzahl der Herstellermaßnahmen lässt bei Herstellern Rückschlüsse auf den Umgang mit Risikomanagement zu

3. Hypothese

$H_{0.3}$:   Bestimmte Hersteller haben keine höhere Anzahl risikobehafteter Medical Devices

$H_{1.3}$:   Bestimmte Hersteller haben eine höhere Anzahl risikobehafteter Medical Devices

4. Hypothese

$H_{0.4}$: Die Gefährdung variiert nicht bei der Verwendung von Medical Devices bestimmter Hersteller

$H_{1.4}$: Die Gefährdung variiert bei der Verwendung von Medical Devices bestimmter Hersteller

3 Literaturarbeit

Dieses Kapitel ergänzt den theoretischen Teil (Kap. 2) und beschreibt die bereits erwähnten Sachbezüge zur Thematik der empirischen Studie. Dabei beschränkt sich die Beschreibung jedoch lediglich auf die erforderlichen Details für das Verständnis der Studie.

3.1 Herstellung und Design von Medical Devices

An die Entwicklung, Herstellung und Vermarktung von Medical Devices werden hohe Anforderungen in Bezug auf Sicherheit und Leistungsmerkmale gestellt. Jede Fehlfunktion eines Produkts betrifft nicht nur den Anwender, sondern kann sich darüber hinaus gesundheitsgefährdend auf den Patienten auswirken. Aufgrund dieser potentiellen Gefährdungslage wird bei der Entwicklung eine sorgfältige Vorgehensweise verlangt (Harer et al., 2018, S.2). Unabhängig davon ist in der Regel der Prozess der Herstellung von Medical Devices in viele Projektphasen gegliedert. Schlussendlich soll mit einem Produkt ein Profit erzielt werden. Bestimmte Kriterien sind zu erfüllen, damit die Entwicklung eines Medical Devices in eine erfolgreiche Markteinführung mündet. Die Anwendung von strukturierten Ingenieursmethoden im Rahmen eines soliden Projetmanagements trägt viel dazu bei, dass die Etablierung des Produkts am Gesundheitsmarkt gewinnbringend ist. Von der Spezifikation bis zur Zertifizierung eines Medical Devices können viele Fehler gemacht werden und dadurch Probleme auftauchen, die sowohl die Unternehmungsentwicklung gefährden als auch Risiken für den Gebrauch des hergestellten Produkts beinhalten können. Von den veranschlagten Herstellkosten über die Materialauswahl, die zeitliche Festlegung der Produktion bis hin zur Frage der Auslagerung der Fertigung durch Original Equipment Manufacturer (OEM), sind viele Entscheidungen für den Hersteller zu treffen (Becchetti et al., 2013, S. 8; Wintermantel et al., 2009, S. 551). In diesen einzelnen Entwicklungsphasen sind auch die kritischen Aspekte zu erfassen, zu beurteilen und zu bewerten. Schließlich gilt es, die gesetzlichen Vorgaben an ein Medical Device zu erfüllen. Gemäß der EU Verordnung über Medical Devices, „…müssen Hersteller dafür sorgen, dass sie über Verfahren verfügen, die gewährleisten, dass die Anforderungen der Verordnung auch bei serienmäßiger Herstellung jederzeit eingehalten werden" (MDR 2017; Kap. II, Art. 10, Abs.9). In der nationalen Umsetzung in der EU werden die Rahmenbedingungen dafür unterschiedlich vorgegeben. Zum Schluss dieser Entscheidungen sieht sich der Hersteller mit der Herausforderung konfrontiert, die Zulassung für sein Produkt zu erhalten.

3.1.1 Medical Devices

Medical Devices beruhen, im Sinne der biomedizinischen Technik, auf der Anwendung von ingenieurwissenschaftlichen Prinzipien und Regeln zum Zweck der Prävention, Diagnostik, Therapie und Rehabilitation von Krankheiten und zur Verbesserung der Lebensqualität (Grunwald et al., 2013, S.319; wikiwand, 2019). Medical Devices können aktiv oder statisch sein. Statische Geräte sind die einfachsten und haben wenige oder gar keine beweglichen Elemente, z.B. ein Skalpell. Aktive Geräte sind i.d.R. komplexer als die statischen. Die Bezeichnung aktive medizinische Geräte bezieht sich auf Produkte, die eine künstliche Energiequelle haben, z.B. eine Batterie oder Stromversorgung. Solche Geräte sind generell mit erweiterten Funktionen ausgestattet, im Unterschied zu statischen oder passiven Geräten. In dieser Kategorie reichen die Geräte von Blutsauerstoffsättigungs-sensoren bis hin zu komplexen Herz-Lungen-Maschinen. Die nachfolgende Abbildung veranschaulicht die Einteilung der Risikoklassen von Medical Devices.

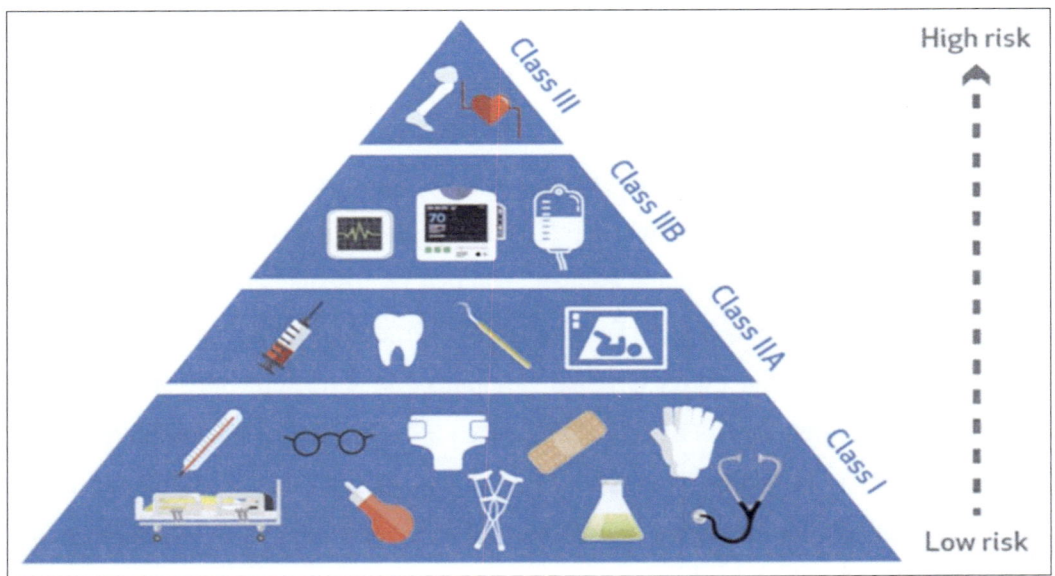

Abbildung 1: Klassifizierung von Medical Devices (aindrasystems.wordpress.com; Aufruf 25.5.2019)

Aktive implantierbare medizinische Geräte, meist Herzschrittmacher, werden überwiegend mit Batterien betrieben und im Körper platziert. Entsprechend der körperinneren Verwendung, der komplexen Funktion und ihrer relativ kleinen Größe, finden sich die aktiven implantierbaren medizinischen Geräte unter den am schwierigsten herstellbaren medizinischen Gerätschaften wieder. Deshalb unterliegen die Geräte, welche in direktem und langem Kontakt mit Patienten kommen, den höchsten Standards (provenprocess, 2019, Leitgeb, 2015, S. 5).

3.1.2 Entwicklungsprozess von Medical Devices

Die Entwicklung von Medical Devices war und ist stark davon geprägt, wie der Bedarf vorhanden ist und sich die Möglichkeiten technologischer Unterstützung in der Gesundheitsversorgung anbieten. Die vielfältigen und komplexen Formen medizinischer Behandlungen beeinflussen und fordern heutzutage und auch in Zukunft Innovationen. Ideen zu neuen Medical Devices sind oft den Anwendern und der Expertise des medizinischen Personals zu verdanken. Es sind vor allem Ärzte, nicht die Ingenieure, die den Patienten kennen und dazu beitragen, hier Durchbrüche zu erzielen. Der strukturierte Umgang mit den Ideen der Anwender, der Ärzte und des Pflegepersonals für neue Produkte und Verfahren, ist für viele Unternehmen der Medizintechnik-Branche von besonderer Bedeutung. Rund 52% der Ideen für Medical Devices gehen auf diesen Input zurück. Mittlerweile nutzen viele Hersteller die direkte Zusammenarbeit mit Ärzten und anderem medizinischen Experten, um diese recht frühzeitig in die Produktentwicklung mit einzubinden. Aus diesem Grund haben die meisten Unternehmen der Medizintechnik-Branche für die gezielte Zusammenarbeit mit Ärzten Prozesse definiert. Auch mit Universitäten suchen die Hersteller oft eine Kooperation mit dem Ziel, die Technologiegewinnung und den Technologietransfer rechtzeitig wertschöpfend und strategisch zu nutzen (Bvmed, 2019, S. 7 u. 17).

3.1.3 Zweckbestimmung

Jedes Medical Device beginnt mit einer Idee, oft abgeleitet aus dem Bedarf für eine bestimmte Behandlung. Diese Idee muss für die reale Umsetzung einer Überprüfung der Machbarkeit unterzogen werden. In dieser Herausforderung spielen verschiedene Faktoren eine Rolle, u.a. auch die medizinische Eignung bzw. die wirtschaftliche Erträglichkeit. Abgesehen davon sollte in der frühen Phase der Entstehung der Zweck für das Produkt Formen annehmen. Bevor ein Medical Devices in den Verkehr gebracht werden darf, muss für die Zulassung ein konkret definierter Anwendungsgebrauch formuliert sein. Diese sogenannte *Zweckbestimmung* legt fest, grenzt ab und sichert zu, dass ein bestimmtes

Produkt nur nach der definierten Anwendung im medizinischen Gebrauch sein darf (Harer, 2018, S. 55). Aufgrund dieser vom Hersteller definierten Zweckbestimmung wird ein Medical Device in eine bestimmte Risikoklasse eingestuft (siehe Abb. 1) und durchläuft ein Zulassungsverfahren. Diesen Vorgängen widmet sich die Arbeit noch detaillierter in den nachfolgenden Kapiteln. Um den Anwendungsgebrauch für ein Medical Device konkret zu definieren zu können, müssen im Vorfeld die Wirksamkeit (Effektivität), das Material und nicht zuletzt der Herstellvorgang selbst in der sogenannten Machbarkeitsstudie evaluiert werden (Becchetti et al., 2013, S. 8). Bei der Herstellung von Medical Devices geht es sehr oft auch darum, dass pathologisch veränderte oder verloren gegangene biologische Strukturen ergänzt oder ersetzt werden. In dem langfristigen angestrebten direkten Kontakt zum menschlichen Gewebe sind dann vor allem Biomaterialien erforderlich, die den biologischen Anforderungen genügen müssen. Im Gewebekontakt müssen die verwendeten Werkstoffe geeignet sein, ohne unerwünschte Wirkungen auch in der Langzeitanwendung sowohl funktionstüchtig als auch durch das biologische Umfeld unbeschadet zu bleiben. Ist diese Verträglichkeit und Sterilisierbarkeit gegeben, wird sie *Biokompatibilität* genannt. Es wird dabei von ihrem Ursprung zwischen technischen (synthetischen) Werkstoffen und biologischen Materialien unterschieden. An die Auswahl eines geeigneten Materials werden diesbezüglich hohe Anforderungen gestellt, müssen diese doch, vor allem in der Orthopädie und Unfallchirurgie, dauerhaft funktionstüchtig sein (VDI, 2017; S. 13 u. 14).

3.1.4 Herstellungsprozess nach ISO 13485

Die Norm ISO 13485 stellt international eine Basis für die Anforderungen an ein QM-System für Hersteller von Medical Devices dar. Nach diesem Standard zertifizierte Hersteller sind verpflichtet sicherzustellen, dass ihre Produkte am Markt den bestimmungsgemäßen Gebrauch ermöglichen und für Anwender und Patienten sicher sind. Das dafür etablierte QM-System muss über den gesamten Produktlebenszyklus hinweg gewährleisten, dass Erwartungen seitens Kunden und Behörden mit größtmöglicher Konsistenz erfüllt werden (Harer et al., 2018, S. 377). International ist die ISO 13485 das am meisten anerkannte Modell, nach dem ein Hersteller von Medical Devices nachweisen kann, dass Gesetze und Bestimmungen der Medizintechnikindustrie eingehalten werden. Diese Norm ist nicht nur die Basis für die CE-Kennzeichnung, sie ist auch erforderlich oder zumindest förderlich, um Regulierungen auf der ganzen Welt zu unterstützen. Für die

CE-Kennzeichnung, gemäß den europäischen Medizinproduktrichtlinien, ist sie zwar keine direkte Anforderung, wird aber als harmonisierte Norm von der Europäischen Kommission anerkannt. Einige Anforderungen sind u.a. die Produktentwicklung, Hygiene, Qualifizierung von Lieferanten, Rückverfolgbarkeit, etc. (BSI, 2019).

3.2 Risikomanagement und Medical Devices

Viele Medical Devices sind in verschiedener Hinsicht Hochrisiko-Produkte. Durch die zunehmende Komplexität werden Medical Devices mittlerweile vielfach elektronisch und softwaregestützt gesteuert. Um unvertretbare Risiken für Patienten, Anwender und Dritte beim Einsatz von Medical Devices möglichst eliminieren zu können, sind Hersteller verpflichtet ein Risikomanagement vom Herstellprozess bis über den Lebenszyklus zu etablieren (APS, 2014, S. 4). Die nachfolgenden Kapitel widmen sich aus verschiedenen Perspektiven den Anforderungen und Herausforderungen, mit denen Hersteller dabei konfrontiert sind.

3.2.1 Verantwortung im Umgang mit Medical Devices

Nach der Vorgabe der europäischen Richtlinie für Medical Devices (MedDev 2.12/1) trägt ein Hersteller, der ein Medical Device unter seinem Namen in Verkehr bringt, eine besondere Verantwortung. In dieser Verantwortung sind grundlegende Sicherheits- und gesetzliche Anforderungen enthalten. Diese reichen von der mechanischen und elektrischen Sicherheit über den Schutz vor Infektionen und ionisierenden Strahlen bis zur sicheren Bedienbarkeit. Auf der Grundlage der erwähnten europäischen Richtlinie muss der Hersteller die Erfüllung aller für sein Produkt relevanten Anforderungen sicherstellen, dokumentieren und nachweisen. Des Weiteren müssen in einer Risikoanalyse alle potenziellen Risiken, die sich beim späteren Einsatz des Produkts ergeben können, identifiziert, bewertet und ggf. Gegenmaßnahmen festgelegt werden (TÜV, 2003, S. 213). Für die Sicherheit eines Medical Devices ist der Hersteller hauptverantwortlich. Ein CE-gekennzeichnetes Produkt muss alle relevanten Anforderungen erfüllen. Dem Händler kommt dabei die verantwortliche Rolle zu, alle wichtigen Informationen aus Reklamationen und Außendienstkontakten an den Hersteller weiter zu melden und durch entsprechende Aufzeichnungen ggf. eine Rückrufaktion zu ermöglichen. Die Aufgabe des Betreibers ist es, für eine sichere Anwendung zu sorgen. Der Betreiber, z.B. ein Krankenhaus oder eine Arztpraxis ist verpflichtet, für sein Personal die richtige und sichere

Einweisung zu veranlassen und durch vorbeugende Instandhaltung und regelmäßige sicherheitstechnische und messtechnische Kontrollen die ständige Einsatzbereitschaft sicherzustellen (TÜV, 2003, S. 214).

3.2.2 Umgang mit Sicherheit und Risiken

Die Themen Sicherheit und Risiko rücken vor allem immer dann in den Mittelpunkt des öffentlichen Interesses, wenn durch Fehler in Geräten oder technischen Systemen Menschen zu Schaden kommen. In solchen Fällen werden durch diese Fehler mögliche Gefährdungen aufgezeigt, denen jeder Mensch im Alltagsleben ausgesetzt ist. Es gibt in der Gesellschaft eine allgemein hohe Erwartung an die Sicherheit von Systemen und die Reduzierung von Risiken, vor allem in Gesundheitseinrichtungen (Löw et al.; S. 7 u. 56). Hier erwarten Patienten, dass nicht nur medizinische Leistungen auf höchstem Niveau erbracht werden, sondern auch, dass die dafür benutzten Medical Devices einem adäquatem Qualitätsstandard entsprechen (Roeder et al., 2015). Obwohl Medical Devices besonders strenge Anforderungen erfüllen müssen, um am Patienten eingesetzt zu werden, ist das vollständige Fehlen jeden Risikos grundsätzlich nicht erreichbar. In diesem Sinne wird auch für Medical Devices nicht die absolut erreichbare Sicherheit gefordert, weil das akzeptierte Sicherheitsniveau durch einen Kompromiss zwischen Kosten und Nutzen des Produkts bestimmt wird. Das Schutzziel wird dadurch definiert, dass das Risiko im Verhältnis zum Nutzen akzeptierbar sein muss. Durch die MedDev 2.12/1 wird den Herstellern von Medical Devices in der EU im Rahmen des vorgeschriebenen Risikomanagementsystems in Eigenverantwortung der Handlungsraum offen gelassen, inwieweit er das Schutzniveau in eigenem Ermessen für sein Produkt festlegt (Leitgeb, 2015, S. 10 u. S. 12). Darüber hinaus entscheidet der Hersteller auch durch die Festlegung der Zweckbestimmung, Anwendungsbedingungen, Eigenschaften des Produkts und Vermarktungsweise über die Konformitätsklasse und damit über den Aufwand für die Marktzulassung und Produktherstellung (Leitgeb, 2015, S. 19). Aufgrund dieser Regelung ist es möglich, dass Hochrisiko Medical Devices ohne klinische Studien auf den Markt gelangen. Beispielsweise konnte auf Anfrage eines Mitglieds des deutschen Bundestages (MdB) an die Bundesregierung Deutschland, wie viele Medical Devices der Risikoklasse III mit der Einführung des Genehmigungsverfahren 2010 tatsächlich klinische Prüfungen durchlaufen haben, keine Angabe gemacht werden (Bender, 2012, S. 80 u. 81).

3.2.3 Risikomanagementprozess nach ISO 14971

Die ISO 14971 gibt einen Rahmen für das Risikomanagement im Umgang mit Medical Devices vor. In diesem Rahmen werden alle Lebenszyklusphasen eines Produktes, von der Herstellung bis zur Anwendung, eingeschlossen. Demnach ist das Risikomanagement für Medical Devices „die systematische Anwendung von Strategien, Verfahren und Methoden mit dem Ziel, Risiken zu analysieren, zu bewerten, zu überwachen und schlussendlich zu beherrschen." Der Hersteller muss für den gesamten Lebenszyklus einen fortlaufenden Prozess festlegen, dokumentieren und aufrechterhalten, um die mit dem Medical Device

- verbundenen Gefährdungen zu identifizieren,
- Risiken einzuschätzen und zu bewerten,
- Risiken zu beherrschen und
- die Wirksamkeit der Beherrschung zu überwachen.

Diesen Prozess nennt die Norm ISO 14971 *Risikoanalyse*. Eine Risikoanalyse für Medical Devices ist als systematische Verwendung klar definiert. Vorrangig geht es dabei um die Untersuchung unterschiedlicher Auswirkungen von Ereignissen mit potentiellen Gefährdungen oder Schäden. Es sind für die Durchführung Voraussetzungen zu treffen, wie die Festlegung des Risikomanagementteams, des Risikoanalyseumfangs, der Akzeptanzkriterien und die Beschaffung und Nutzung des notwendigen Wissens (ISO 14971; 2013, Abs. 3.2, S. 11).

3.2.4 Risikoanalyse: Fallbeispiel Drug Eluting Stent

Um die Ausführungen aus Kapitel 2.4 zu verdeutlichen, wird in diesem Kapitel am Beispiel eines Drug Eluting Stent (Medikamente-freisetzender-Stent) eine Risikoanalyse nach den Vorgaben der ISO 14971 durchgeführt. Diese Risikoanalyse wurde vom Autor im Rahmen einer Projektarbeit im Jahr 2017 durchgeführt und dient an dieser Stelle dazu, die maßgebliche Bedeutung einer sicherheitsrelevanten Betrachtung bei der Innovation von medizinischen Produkten und das Ausmaß der Entscheidungen für das Wohl des Patienten im Hinblick auf die Anwendung darzustellen (Fuhrmann, 2017). Die eingefügten Tabellen wurden ausschließlich auf Grundlage normativer Vorgaben der ISO 14971 erstellt. Die Durchführung der Risikoanalyse selbst skizziert lediglich repräsentativ den durch die Norm vorgegebenen Ablauf. Diese in kurzen Zügen präsentierte Risikoanalyse ist nicht in der erforderlichen Tiefe für eine tatsächliche Herstellung von Drug Eluting Stents vorgenommen worden und erhebt daher keinen Anspruch auf Vollständigkeit. Für dieses

Hoch-Risiko-Produkt braucht es im realen Kontext ein umfangreiches interdisziplinäres Expertenteam, welches sich der komplexen Herausforderung einer umfassenden Analyse stellen kann und dieses auch im gesetzlichen Rahmen darf. Bei einer umfassenden Risikoanalyse hat jeder Hersteller produktspezifisch nach der ISO 14971 alle Schritte durchzuführen und zu dokumentieren, die für ihn produktbezogen zutreffen. Das Fallbeispiel dient an dieser Stelle vor allem dazu, den Anspruch der Norm, den Umfang einer Risikoanalyse, die spezifischen Details und die Anforderungen zu verdeutlichen. Es sei hier ergänzend erwähnt, dass es auf Grundlage weiterer Normen auch andere Risikoanalysen gibt, die ebenfalls für die Herstellung von Medical Devices zum Einsatz kommen können und dürfen.

A. Produktbeschreibung

Drug Eluting Stents sind implantierbare Gefäßnetze, die kleine Mengen bestimmter Arzneistoffe freisetzen. Mit der Verwendung dieser Art von Stents reagiert man auf das Problem der Restenose, d.h. der erneuten Verengung des behandelten Blutgefäßes, das nach der Aufdehnung mit bare metal stents häufig auftritt. Aufgrund einer verstärkten Zellbildung als Reaktion des Körpers auf die Gefäßstütze, kommt es hier in einem Drittel der Fälle zu einer solchen Restenose. Durch die Behandlung mit einem Medikamenten-freisetzenden Stent kann die Wahrscheinlichkeit für eine Restenose auf unter 10% reduziert werden (Gorenoi et al., 2008, S. 15 u. 19).

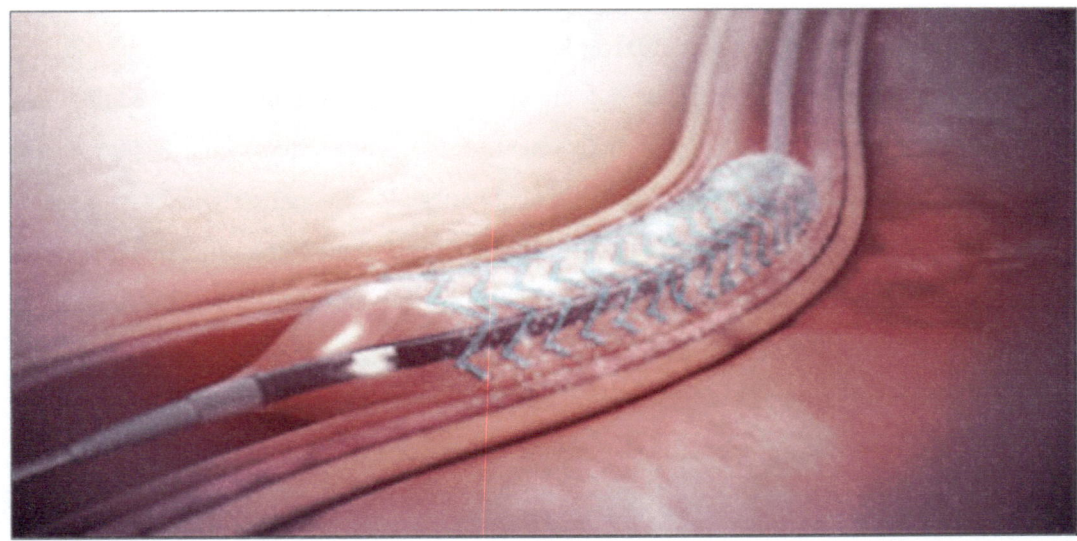

Abbildung 2: Stentimplantation in ein menschliches Blutgefäß
(http://www.scientificanimations.com/wiki-images/; Aufruf 25.5.2019)

Ein Drug Eluting Stent wird vor allem bei folgender Indikation verwendet:

- Stabile chronische koronare Herzerkrankung (KHK)
- Akutes Koronarsyndrom (ACS)
- Nach erfolgreicher Wiederöffnung eines chronischen Koronargefäßes
- Hauptstammstenose

B. Allgemeine Gefährdungen

Koronare Stent Systeme stellen eine Verbindung verschiedener Bestandteile dar. Sie enthalten Bestandteile, wie metallische oder bioresorbierbare Stent-Stege, das Zufuhrsystem und die Beschichtung. Deswegen müssen Risiken in Bezug auf jedes Bestandteil und das System als Ganzes in der Risikoanalyse betrachtet werden. Gemäß der Norm ISO 14971 müssen für ein Medical Device zu Beginn der Risikoanalyse allgemeine Gefährdungen identifiziert und definiert werden. Energetische Schadensquellen können sich bestimmungsgemäß im Produkt befinden und wirken dann ggf. schädigend auf die anatomischen Strukturen, physiologischen Funktionen oder Implantate im Körper von Patienten, Anwender oder Dritte.

Tabelle 1: Allgemeine Gefährdungen

Energetische Gefährdungen	<ul><li>Elektromagnetische Energie (magnetische Felder – MRT)</li><li>Strahlungsenergie (ionisierende Strahlung, Röntgen, CT)</li></ul>
Thermische Energie	<ul><li>hohe und niedrige Temperatur (Deformation des Materials, zäher bzw. dünnflüssige Zufuhr der Medikation – unkontrolliert)</li></ul>
Mechanische Energie	<ul><li>Torsions-, Scher- und Zugkräfte bei der Kontraktion im Körper</li></ul>
Biologische Gefährdungen	<ul><li>Bakterien und sonstige Erreger (Übertragung beim Stenting)</li></ul>
Chemische Gefährdungen	<ul><li>Einwirkung auf Blutgefäße, Gewebe durch die Beschichtung Polymer (Rückstände, Verunreinigungen, Abbauprodukte)</li><li>Biokompatibilität: Toxizität der Beschichtung bzw. der Legierung (Reizwirkung, Pyrogenität)</li></ul>
Gefährdung durch Anwendung/Implantation	<ul><li>Funktion – fehlerhafte Positionierung</li><li>Anwendungsfehler – unsachgemäße Einführung/Implantation (Materialbruch)</li></ul>
Gefährdung durch mangelnde Information	<ul><li>Unvollständige Gebrauchsanweisung (Vorbereitung der Materialien, hygienische Bestimmungen)</li><li>Betriebsanweisungen (lückenhafte Prozessbeschreibung bei der Implantation, Katheterlänge, Ballongröße/-volumen, Luftdruck)</li><li>Warnhinweise – Einmalprodukt, Lebensdauer des Stents, Kontrollzyklus des Implantates</li></ul>

C. Risikoidentifikation

Im nächsten Schritt einer Risikoanalyse müssen Risiken näher identifiziert werden. Die Norm ISO 14971 bietet dazu verschiedene Vorlagen an, um dabei strukturiert vorgehen zu können. Die folgende Tabelle veranschaulicht die präzisere Darstellung der in Tab. 1 schon aufgelisteten allgemeinen Gefährdungen im Zusammenhang mit daraus resultierenden möglichen Schadensereignissen.

Tabelle 2: Zusammenhang Gefährdungen, vorhersehbaren Folgen von Ereignissen, Gefährdungssituationen und möglicherweise auftretendem Schaden

Gefährdungen der Produktbestandteile	Vorhersehbare Folge von Ereignissen	Gefährdungssituation	Schaden
Stent Steg	1) Stentfraktur 2) Stent Rückschlag 3) Nicht-optimale radiale Steifigkeit 4) Profilquetschung und Flexibilität	Stent Thrombose Restenose Myokardinfarkt Unwirksame Medikamentengabe	Myokardinfarkt, Tod Myokardinfarkt, Tod Tod Restenose, Tod
Stent Beschichtung (Polymer)	5) Unvollständige Beschichtung 6) Partikelbildung	Abschälung, Gefäßspaltung Schneideffekte	Stent Thrombose, Embolie, Restenose Myokardinfarkt
Medizinische Substanz	7) Ungleichmäßige Dosierungsdichte	Hypersensitivität	Embolie
Bioresorbierbare Fähigkeit	8) Radiale Steifheit 9) Strukturelle Integrität	Positionsfehler Biokompatibilität	Knickbildung im Gefäß, Tod Entzündung
Zufuhrsystem	10) Unkontrollierte Abgabe 11) Wellenartige Abgabe	Verfahrenstechnischer Erfolg Gefäßverletzung	Thrombose, Embolie, Tod Thrombose, Embolie, Tod

D. Risikobewertung

Nach der Identifikation der Risiken gibt die ISO 14971 die Risikobewertung vor. In unserem Fallbeispiel wird aufgrund der vorherigen Einschätzung die Bewertung der Risiken ebenfalls im Verhältnis von Eintrittswahrscheinlichkeit zum Schwergrad vorgenommen. Ziel ist es, die Risiken vorläufig nach ihrer Vertretbarkeit bzw. Nichtvertretbarkeit einzustufen. Die in diesem Zusammenhang notwendige Risiko-Nutzen-Evaluierung ist davon zunächst nicht betroffen. Aufgrund der Zweckbestimmung des Medical Device als Hochrisiko-Produkt ist eine sensible und intensive Durchführung der Bewertung erforderlich, um die richtigen Maßnahmen treffen zu können. Generell ist zu beachten, dass bei der Verwendung dieses Kombinationsproduktes ein vertretbares Risiko bei den meisten Risiken vorausgesetzt wird, da der Nutzen des Stenting im Regelfall die

Risiken überwiegt. Trotz dieser Annahme und Voraussetzung sind die diagnostizierten Risiken nicht fälschlich zu verwässern, da sehr wohl je nach Hersteller, Design und Anwender die Risikofaktoren analysiert werden müssen. Deshalb sind Risikominimierungsmaßnahmen immer in Betracht zu ziehen.

E. Risikobeherrschung

Die Maßnahmen der Risikobeherrschung beziehen sich auf die Eigenschaften des Produkts und werden dementsprechend festgelegt. In der nachfolgenden Tabelle sind dazu geeignete Maßnahmen definiert und zugeordnet. Die hier angeführten Maßnahmen sind sinnvollerweise je nach Wirksamkeit gemäß der Norm zu verifizieren und nochmals zu validieren.

Tabelle 3: Maßnahmen der Risikobeherrschung

Diagnostizierte Risiken entsprechend den Ursachen	Maßnahmen bei der Herstellung	Schutzmaßnahmen	Informationen zur Sicherheit
1) Stent Thrombose / Stentfraktur	Qualitätssicherung beim Design	Versiegelte und geschützte Verpackung	Warnhinweis über allgemein mögliche Gefährdung
2) Restenose / Stent-Rückschlag	Belastungstests	Prozessdesign	Warnhinweis über allgemein mögliche Gefährdung
3) Myokardinfarkt / Nicht-optimale radiale Steifigkeit	Regelmäßige Materialtests	Prozessdesign	Warnhinweis über allgemein mögliche Gefährdung
4) Unwirksame Medikamentengabe / Flexibilität und Profilquetschung	Qualitätssicherung beim Design	Versiegelte und geschützte Verpackung	Warnhinweis über allgemein mögliche Gefährdung
5) Abschälung, Gefäßspaltung / Unvollständige Beschichtung	Qualitätssicherung beim Design - Reinraumtechnik	Prüflabor - Beschichtungsprüfung	Warnhinweis über allgemein mögliche Gefährdung
6) Schneideffekte / Partikelbildung	Qualitätssicherung beim Design - Reinraumtechnik	Prüflabor - Arzneimittelprüfung	Warnhinweis über allgemein mögliche Gefährdung
7) Hypersensititivität / Ungleichmäßige Dosierungsdichte	Qualitätssicherung beim Design - Reinraumtechnik	Kohäsionsprüfung	Warnhinweis über allgemein mögliche Gefährdung
8) Positionsfehler / Radiale Steifheit	Materialauswahl – ständige Forschung und Entwicklung	Prozessdesign	Warnhinweis über allgemein mögliche Gefährdung
9) Biokompatibilität / Strukturelle Integrität	Produktionskontrolle – Verhinderung der Materialveränderung	Validierte Methoden in der Verarbeitung sicherstellen (sterilisierbar und pyrogenfrei verarbeitet)	Warnhinweis über allgemein mögliche Gefährdung
10) Verfahrenstechnischer Erfolg / Unkontrollierte Abgabe	Klinische Studien im Rahmen von Forschung und Entwicklung	Kardiologische Untersuchung im Rahmen der Behandlung	Warnhinweis über allgemein mögliche Gefährdung
11) Gefäßverletzung / Wellenartige Abgabe	Klinische Studien im Rahmen von Forschung und Entwicklung	Kardiologische Untersuchung im Rahmen der Behandlung	Warnhinweis über allgemein mögliche Gefährdung

F. Abschließendes

Drug Eluting Stents werden vor allem bei lebensbedrohlichen oder bei potentiell tödlich verlaufenden Erkrankungen implantiert. Auch wenn die Stentimplantation nach heutigem medizinischem Stand ein Routineeingriff ist, können Komplikationen nicht zur Gänze ausgeschlossen werden. Trotz der sicherlich nicht zu vernachlässigenden Risiken der Eingriffe kann aber darauf verwiesen werden, dass es in den meisten Fällen um ein Vielfaches gefährlicher ist, wenn man eine Erkrankung mit der Indikation für diese Art von Eingriff nicht behandelt (Gorenoi et al., 2008).

3.3 Regulärer Marktzugang von Medical Devices

Nachdem in Kapitel 3.1 die Zulassungskriterien kurz erwähnt wurden, widmet sich dieses Kapitel den Rahmenbedingungen und Regularien, die für den Marktzugang von Medical Devices erforderlich sind. Die Bestimmungen variieren international je nach staatlicher Behörde. In den Vereinigten Staaten ist die FDA mit der Verantwortung betraut, die Sicherheit und Effektivität von Medical Devices mit der vollen gesetzlichen Autorität schon vor dem Marktzugang zu überwachen. Die *Pharmaceuticals and Medical Devices Agency* (PMDA) hat vergleichbare Autorität in Japan. China hat vor einiger Zeit eine ähnliche Behörde ins Leben gerufen, die *China Food and Drug Administration* (CFDA). In Europa können Medical Devices in den Verkehr gebracht werden, nachdem diese durch eine Benannte Stelle evaluiert wurden. Diese Benannten Stellen sind private Organisationen und unterliegen nicht der staatlichen Aufsicht. Es gibt in der EU keine einheitliche Regulierungsbehörde, wie die FDA in den USA oder der CFDA in China. Trotzdem müssen in den meisten Staaten der EU im Zulassungsverfahren bestimmte Schritte der Konformitätsbewertung eingehalten werden (Kramer et al., 2014). In Lateinamerika wird eine Regulierung des Marktzugangs von Medical Devices durch verschiedene Gesundheitsministerien oder öffentliche Gesundheitsbehörden vorgenommen (Babyar, 2017). Hersteller von Hochrisiko Medical Devices müssen in den USA Daten dieser Produkte der FDA übermitteln, damit die Sicherheit und Effektivität der Geräte bestätigt werden und die Zulassung für den Gebrauch erteilt werden kann. Weiterhin muss nachgewiesen werden, dass in der Kosten-Nutzen-Abwägung der Nutzen die Risiken auch im Vergleich zu alternativen Behandlungsmethoden übersteigt (BMJ, 2014). Prinzipiell sollen Medical Devices sicher, leistungsfähig und wirksam sein und müssen dem Patienten nutzen. Deswegen durchlaufen diese in der Regel klinische Studien und umfangreiche technische Tests, bevor sie beim Patienten angewendet werden dürfen. Beispielsweise werden Herzschrittmacher-Modelle über 40.000 Stunden geprüft, bevor sie auf den Markt gelangen. Die Dokumentation der Tests muss den Zulassungsstellen dann zur Verfügung stehen (Bvmed, 2019, S. 15 u. 19).

3.3.1 Klassifizierung

Im Zusammenhang der Marktzulassung ist zuvor die bereits erwähnte Klassifizierung von Medical Devices erforderlich (Kap. 3.1.1; Abb. 1). Hier gibt es international Unterschiede in der Kategorisierung. Im vorigen Kapitel wurden schon einige Unterschiede bezüglich des Marktzugangs aufgegriffen. In diesem Kapitel werden die beiden Ansätze der Klassifizierung in den USA und der EU verglichen. Die USA und EU besitzen und beliefern annähernd 75 % der Produkte vom globalen Medizintechnikmarkt und sind auch führend in der Entwicklung allgemeiner Gesundheitsprodukte. Abgesehen davon haben 19 der 30 größten Hersteller von Medical Devices ihren Hauptsitz in den USA und 9 in Europa. Zusammen sind diese Unternehmen verantwortlich für 86 % der globalen Verkaufsumsätze. Aus diesem Grund soll hier das Hauptaugenmerk im Vergleich internationaler Standards liegen (Jahn, 2012, S. 2; Leitgeb, 2015, S. 20). Demzufolge wird in den nachfolgenden beiden Tabellen die Medical Device Regulierung in den USA und der EU vergleichend dargestellt.

Tabelle 4: US Klassifizierung Medical Devices und regulatorische Anforderungen an Bewilligung und Produktbeobachtung (Teil 1); (eigene Darstellung)

Klassifizierung	Beschreibung	Anforderungen vor der Markteinführung	Allgemeine Frist zur Freigabe / Bewilligung	Anforderungen nach der Markteinführung
Klasse I	Diese Geräte sind typischerweise einfach im Design und der Herstellung und haben eine Historie der sicheren Anwendung. Gerätebeispiele sind Zungenspatel, Krücken und Skalpelle. *Keine oder geringfügige Risiken.*	Gemäß der geringen regulatorischen Kontrolle sind die meisten Klasse I Geräte von der Zulassung und/oder der guten Herstellungspraxis befreit, auch wenn einige generelle Kontrollen angewandt werden (z.B. Geräteregistrierung und Kennzeichnung)	variiert	Berichte über Gerätesicherheit und Funktionsprobleme sind verpflichtend für Hersteller aber freiwillig für Betreiber und Anwender. Meldesystem e sind MAUD, MedSun und Medical Device Surveillance Network. Produktbeobachtungsstudie n werden nur für bestimmte Geräte gefordert.
Klasse II	Diese Geräte sind komplizierter als Klasse I Produkte und werden mit einem höheren Risiko in Zusammenhang gebracht. Gerätebeispiele sind Endoskope, Infusionspumpen und Kondome. *Geringe Risiken.*	Für die meisten Klasse II Geräte wird die Zulassung nach 510 (k) gefordert. In einigen Fällen werden auch klinische Studien gefordert. Zusätzlich sind solche Geräte dann auch Ziel für speziellere Kontrollen und unterliegen einer speziellen Kennzeichnung und Prüfung vor der Markteinführung.	6 bis 12 Monate	Berichte über Gerätesicherheit und Funktionsprobleme sind verpflichtend für Hersteller, Betreiber und Anwender. Studien über die Produktbeobachtung sind erforderlich.

Tabelle 5: US Klassifizierung Medical Devices und regulatorische Anforderungen an Bewilligung und Produktbeobachtung (Teil 2); (eigene Darstellung)

Klassifizierung	Beschreibung	Anforderungen vor der Markteinführung	Allgemeine Frist zur Freigabe / Bewilligung	Anforderungen nach der Markteinführung
Klasse III	Geräte dieser Kategorie unterstützen oder erhalten in der Regel menschliches Leben, sind substantiell wichtig in Prävention der Beeinträchtigung menschlicher Gesundheit oder stellen ein unangemessenes Risiko für eine Erkrankung oder Verletzung von Patienten dar. Solche Geräte sind z.B. Koronarstents, Defibrillatoren und Weichgewebetransplantate. *Mittlere und hohe Risiken.*	An diese Klasse werden die strengsten Anforderungen gestellt. Typischerweise sind die Informationen diesbezüglich unzureichend, um die Sicherheit und Effektivität ausschließlich durch generelle oder spezielle Kontrollen sicherzustellen. Aus diesem Grund ist eine Produktbeobachtung im Markt für Klasse III Geräte erforderlich, die auch den Nachweis zukünftiger und zufälliger Kontrollen beinhaltet.	12+ Monate	Berichte über Gerätesicherheit und Funktionsprobleme sind verpflichtend für Hersteller, Betreiber und Anwender. Studien über die Produktbeobachtung sind erforderlich.

Tabelle 6: Europäische Klassifizierung Medical Devices und regulatorische Anforderungen an Bewilligung und Produktbeobachtung (Teil 1); (eigene Darstellung)

Klassifizierung	Beschreibung	Anforderungen vor der Markteinführung	Allgemeine Frist zur Freigabe / Bewilligung	Anforderungen nach der Markteinführung
Klasse I	Diese Geräte sind typischerweise einfach im Design und der Herstellung und haben eine Historie der sicheren Anwendung. Sie stellen ein extrem kleines Risiko für den menschlichen Körper dar. Gerätebeispiele sind Brillen, Thermometer und OP-Handschuhe. *Keine oder geringfügige Risiken.*	Hersteller können aufgrund der essentiellen Anforderungen selber die Konformität bestätigen.	Zulassung ist nicht erforderlich.	Von Herstellern wird gefordert, ein Reportingsystem und/oder ein Überwachungssystem für die Produktbeobachtung nach nationalen Richtlinien zu implementieren. Alle schwerwiegenden Vorfälle müssen der nationalen Überwachungsbehörde gemeldet werden. Berichte werden in der Eudamed database registriert.
Klasse IIa	Diese Geräte sind für die kurze oder langfristige Verwendung am menschlichen Körper unbedenklich und stellen ein geringes Risiko dar. Geräte dieser Klasse sind z.B. Verdauungskatheter, Infusionspumpen und elektrisch betriebene Rollstühle. *Geringes Risiko.*	Hersteller müssen im Allgemeinen ein Dossier mit den relevanten unterstützender Literatur einreichen (klinisch und nichtklinisch) um die Sicherheit und Gebrauchstauglichkeit zu belegen. Obwohl es europäische Standards gibt, sind die Anforderungen fließend, entsprechend er Forderungen der Benannten Stellen.	1 bis 3 Monate (+ der Zeit, die für eventuelle Unterlagen in der Einreichung für den Sponsor notwendig sind)	wie oben
Klasse IIb	Diese Geräte enthalten ein relativ hohes Risiko für den menschlichen Körper. Produkte dieser Art sind Atemschutz- und Dialysegeräte und orthopädische Implantate. *Mittleres bis hohes Risiko.*	wie IIa	wie IIa	wie oben

Tabelle 7: Europäische Klassifizierung Medical Devices und regulatorische Anforderungen an Bewilligung und Produktbeobachtung (Teil 2); (eigene Darstellung)

Klassifizierung	Beschreibung	Anforderungen vor der Markteinführung	Allgemeine Frist zur Freigabe / Bewilligung	Anforderungen nach der Markteinführung
Klasse III	Diese Geräte beinhalten langfristige bzw. operativ invasiv eingesetzte Geräte, die das Leben eines Patienten gefährden können, z.B. Koronarstents. Hierzu gehören auch die aktiven implantierbaren Medizingeräte (AIMD), die eine Energiequelle benötigen, um funktionieren zu können (z.B. Herzschrittmacher, Defibrillatoren, Cochlear Implantate. Hohes Risiko.	Klinische Studien werden generell für Hoch-Risiko-Geräte gefordert. Die meisten sind jedoch keine randomisierten Studien. Anforderungen sind in europäischen Ländern nicht klar formuliert und variieren entsprechend der Benannten Stellen.	wie IIa	wie oben

3.3.2 Zulassung von Medical Devices

Wer Medical Devices auf dem europäischen Markt in Verkehr bringen oder In-Betrieb nehmen möchte, muss diese mit einer CE-Kennzeichnung versehen. Diese darf nur angebracht werden, wenn das Produkt die in den Richtlinien einschlägig vorgegebenen Sicherheits- und Leistungsanforderungen erfüllt hat. Um die CE-Kennzeichnung zu erhalten, muss der Hersteller zuvor das Konformitätsbewertungsverfahren durchlaufen (TÜV Austria, 2017, Seite 7 u. 8; Leitgeb, 2015, S. 18). Die Regulierungssysteme unterscheiden sich in den USA und in der EU hier in der Art des Mandats und der Orientierung, der Organisation, Anforderungen für den Marktzugang und Transparenz im Zulassungsprozess. Obwohl es diese Unterschiede gibt, stehen beide Rechtsordnungen in der gleichen Herausforderung, nur sichere und wirksame Medical Devices zuzulassen. Sowohl in den USA als auch in der EU werden Debatten geführt und Reformen angestrebt, um Regulierungsprozesse zu stärken, die Marktüberwachung robuster zu machen und die Rückverfolgbarkeit von Medical Devices zu gewährleisten (Sorenson et al., 2014). In vielen Ländern ist jedoch die Methode der Klassifizierung zugleich die Zulassung. Das System der Klassifizierung variiert dabei national. Auch wenn die Anforderungen in den USA an die Klassifizierung von Medical Devices sehr präzise sind, zeigen Reviews, dass nur ca. 79 % der Hochrisiko Medical Devices eine Bewertung vor der Marktzulassung durchlaufen (Babyar, 2017). Seit Inkrafttreten der neuen EU-Medizinprodukteverordnung (Medical Device Regulation) am 26. Mai 2017, ist in der EU die eindeutige Kennzeichnung von Medizinprodukten verpflichtend. Unique Device Identification (UDI) beinhaltet die eindeutige Kennzeichnung von Medizinprodukten und/oder ihrer Verpackung sowie einen Datenbankeintrag, zwecks Rückverfolgbarkeit. Als Teil der

Konformitätsbewertung ist UDI entscheidend für die Erlangung der CE-Kennzeichnung (Devicemed, 2019). Die nachfolgende Grafik zeigt den Weg zur CE-Kennzeichnung auf.

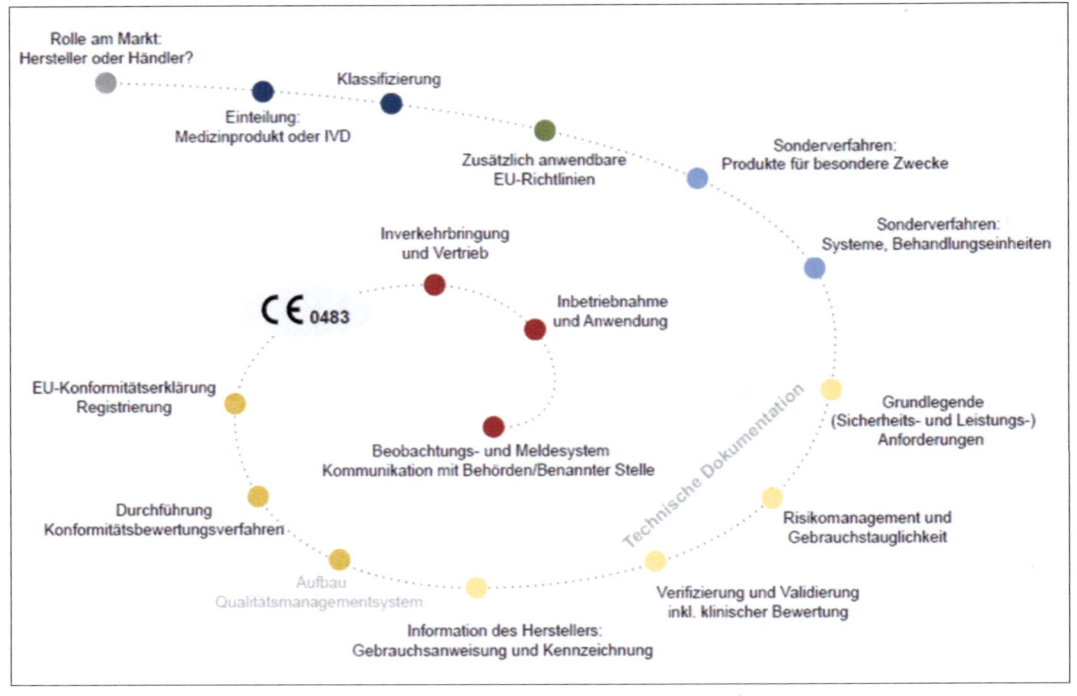

Abbildung 3: Meilensteine auf dem Weg zur CE-Kennzeichnung (TÜV, 2017, S. 7)

3.3.3 Benannte Stellen

Benannte Stellen zertifizieren und auditieren in Europa das Konformitätsverfahren von Medical Device Herstellern. Das Konformitätsbewertungsverfahren in der EU ist dabei abhängig von der Risikoklasse eines Medical Devices. Für Geräte der Klasse I kann der Hersteller in Eigenverantwortung eine Bewertung vornehmen. Medical Devices der höheren Risikoklassen müssen von der *Benannten Stelle* geprüft und zertifiziert werden (BfArM, 2019). Nach Abschluss des Konformitätsbewertungsverfahrens kann der Hersteller das CE-Kennzeichen an sein Produkt anbringen. Benannte Stellen sind seit 2013 verpflichtet, regelmäßig unangekündigte Audits bei Herstellern durchzuführen (Devicemed, 2019; MDR 2017). Mit weit mehr Befugnissen ist die Food and Drug Administration (FDA) in den USA betraut. Über die Zulassung und Auditierung hinaus ist die FDA auch für die Marktüberwachung verantwortlich (Brown et al., 2007). Diese spezifische Befugnis wird noch detaillierter in Kapitel 2.5 *Marktüberwachung* thematisiert.

3.3.4 System mit Schwachstellen

Im Rahmen des bereits erwähnten Konformitätsverfahrens stellen Hersteller von Medical Devices in der EU selbst die Konformität ihrer Produkte mit den grundlegenden Anforderungen der europäischen Richtlinien fest. Dazu müssen sie ein Konformitätsbewertungsverfahren durchlaufen, welches sich im einfachsten Fall auf das Erstellen einer technischen Dokumentation beschränkt, in vielen Fällen jedoch ein vollständiges Qualitätssicherungssystem nach ISO 13485 voraussetzt (Johner, 2019). Da in der EU die zuständigen Benannten Stellen dezentral und privatwirtschaftlich organisiert sind, kann ein Hersteller, um für sein Produkt die Zertifizierung in Form des CE-Zeichens zu beantragen, aus rund 80 Prüfstellen „seine" Benannte Stelle in Europa auswählen. Diese Art der Zertifizierung zeigt gewisse Schwachstellen auf. Im wirtschaftlichen Sinne ist eine Prüfstelle daran interessiert, Kunden zu gewinnen und an sich zu binden. Somit kann nicht ausgeschlossen werden, dass Prüfungen nachsichtig durchgeführt werden. Weiterhin sind klinische Tests und Studien häufig nicht vorgesehen. Der Fokus liegt stark auf der Dokumentation, ohne dass das Produkt selbst in Augenschein genommen wird. Obwohl das Zulassungsverfahren für Medical Devices in den USA staatlich und zentral durch die FDA geregelt ist, gibt es auch hier Schwachstellen. Grundsätzlich gibt es zwei unterschiedliche Verfahren für Medical Devices, der „Premarket Approval", kurz PMA, und die „Premarket Notifikation", auch 510(k)-Verfahren genannt. Für Produkte der höchsten Risikoklasse III, zu der auch Implantate gehören, ist eine PMA-Zulassung erforderlich. Hierfür ist ein Nachweis der Sicherheit und Wirksamkeit durch klinische Prüfungen Voraussetzung. Zulassungen nach diesem Prüfverfahren reduzieren für die Hersteller das Risiko, Ziel von Produkthaftungsklagen zu werden. Für weniger risikobehaftete Produkte ist das weniger aufwendige „Premarket Notifikation" bzw. 510(k)-Verfahren ausreichend. Gibt es bereits ein Medizinprodukt am Markt, ist für das neue Produkt lediglich der Nachweis erforderlich, dass dieses dem Vorgängerprodukt entspricht. Durch gesetzliche Übergangsregelungen ist es jedoch in den USA möglich, dass sich Hersteller auch bei Produkten der höchsten Risikoklasse III auf ein Vorgängerprodukt aus der Zeit vor 1976 beziehen können, ohne Nachweis der Sicherheit und Wirksamkeit (Brown et al., 2007, S. 9; Produktrisiken, 2014, S. 32). Aufgrund der Recherchen im Rahmen der erwähnten *Implant Files*, wurden vor allem in der EU folgende vier Schwachstellen identifiziert, die bei der internationalen Zulassung von Medical Devices zutage treten können (Projekte SZ, 2019):

- Nur 10 % der Produkte in der höchsten Risikoklasse werden klinisch getestet, weil es bereits ähnliche Produkte am Markt gibt. Es gilt hier das Äquivalenzprinzip.

- Der Hersteller braucht den Nutzen seines Produkts für den Patienten nicht nachweisen, auch wenn eine Studie durchgeführt wird.

- In der EU prüfen die Prüfunternehmen (Benannte Stellen) nicht unbedingt unabhängig, da diese vom Hersteller beauftragt und bezahlt werden.

- Schlussendlich entscheidet das Prüfunternehmen nur anhand der eingereichten Unterlagen, das Produkt wird nicht untersucht.

3.4 Marktüberwachung

Wie bereits erwähnt, ist in den USA die FDA zuständig für die Zulassung von Medical Devices, Arznei- und Lebensmitteln. Sie ist als Behörde betraut mit dem Schutz der öffentlichen Gesundheit, kann Gesetze erlassen und ist sogar mit Polizeigewalt ausgestattet. In diese Ermächtigung gehören im Rahmen der Marktüberwachung die Vor-Ort-Inspektionen. Hierbei wird nach Produkten gefahndet, die per Definition Medical Devices sind, aber nicht entsprechend entwickelt, produziert und vertrieben werden. Dies ist mit ein Grund, warum weltweit die häufigsten Risikomeldungen bei der FDA registriert werden. Die FDA verwendet verschiedene Methoden, um die Verwendung von Medical Devices zu überwachen, nachdem diese den Gesundheitsmarkt erreicht haben (Report Congress, 2017, S. 214; Devicemed, 2019). Die Datenerhebung der FDA wird durch das Medical Device Reporting unterstützt. Hier hat sich der Fokus auf die Post-Market-Evaluation verschoben, statt auf die Pre-Market-Analyse. Ein Grund dafür ist, dass die klinischen Studien vor der Markteinführung weniger von der Medizintechnik-Branche forciert werden. Im Sinne der Public Health Priorität und der Patientensicherheit wird zukünftig angestrebt, die Vorgehensweisen der Medizintechnik-Branche zu verändern. Dies kann jedoch nur durch gesetzliche Regulierungen geschehen (Babyar, 2017). In der EU wurden zwar ähnliche Anstrengungen unternommen, aber ohne dass die Datenbanken der Mitgliedsstaaten untereinander abgeglichen wurden. In Zukunft wird hier die Europäische Datenbank für Medical Devices (EUDAMED) gezielter zum Einsatz kommen. Eine große Herausforderung besteht jedoch in der Zugänglichkeit der anonymisierten Daten, die an die Vertraulichkeit im Fall von Vorkommnissen durch die Europäische Richtlinie geknüpft ist. In den USA hingegen ist Zugang zu den Daten aus allen meldepflichtigen Vorkommnissen für jedermann von der FDA frei und kostenlos (Hölscher et al., 2008, Seite 20).

3.4.1 Meldewesen – Vigilanzsystem

Weltweit haben viele Staaten zur Gewährleistung der Patientensicherheit ein sogenanntes Vigilanzsystem eingerichtet. Für Produkte, die für das Gesundheitswesen hergestellt werden, gelten bestimmte Regeln. Diese sollen dazu dienen, Risiken zu limitieren, sicherzustellen, dass das Produkt dem beabsichtigten Zweck entspricht und dass Qualitätsstandards erfüllt werden. Nationale Behörden sind verantwortlich, diese Regeln zu definieren und in nationale Gesetze zu formulieren (MDR 2017; WHO, 2010, S.16). Im Rahmen dieses Meldesystems besteht eine Verpflichtung zur Meldung von Vorkommnissen. Alle Beteiligten und Betroffenen, professionelle Anwender, Hersteller, Vertreiber, Zertifizierungsstellen, technische Sicherheitsbeauftragte und Krankenanstalten sind gemäß dem Medizinproduktegesetz in der Meldepflicht eingeschlossen (MedDev 2.12/1; MPG §70 Abs.1, 2019). Muss beispielsweise ein Inverkehrbringer oder Importeur ein Medical Device zurückrufen, hat er die Verpflichtung, dies der entsprechenden Behörde zu melden (Devicemed, 2019). Sobald ein Zusammenhang zwischen der Fehlfunktion des Medical Devices und dem Ereignis hergestellt werden kann, hat die Meldung zu erfolgen (MedDev 2.12/1). Diesbezüglich wird in der MedDev eine Meldefrist definiert. Wie schon erwähnt, ist eine Meldung „unverzüglich" (ohne nicht-begründbare Verzögerung) vorzunehmen, jedoch spätestens zwei Kalendertage nach Kenntnisnahme über das Vorkommnis, bei Bedrohung der öffentlichen Gesundheit, bei Todesfällen bzw. schweren Gesundheitsstörungen und in allen anderen Fällen spätestens nach 30 Tagen. Als meldepflichtig gelten:

- Alle schwerwiegenden Vorkommnisse (inklusive „Beinahe-Vorkommnisse")
- Unbekannte schwerwiegende Nebenwirkungen oder Häufungen von Nebenwirkungen
- Unbekannte wechselseitige Beeinflussungen und
- Schwerwiegende Qualitätsmängel

Die MedDev sieht weiterhin vor, dass Meldungen folgende Informationen enthalten müssen:

- Betroffene Geräte und die entsprechende Chargennummer
- Problembeschreibung
- Mögliche oder tatsächliche Risiken und Gefährdungen
- Beschreibung von Maßnahmen und deren Begründung
- Repräsentant des Herstellers

3.4.2 Vorkommnisse und unerwünschte Ereignisse

An Medical Devices wird die Forderung gestellt, dass sie bei bestimmungsgemäßer Anwendung medizinisch und technisch unbedenklich sind, den medizinischen Zweck erfüllen und Patienten, Anwender und Dritte nicht gefährden. Hat der Hersteller eine vernünftige Nutzen-Risiko-Abwägung vorgenommen, kann mit dem Restrisiko insofern umgegangen werden, dass die Gesetzgebung hier dem Hersteller kein Versäumnis seiner eigenverantwortlichen Beurteilung der Risiken anlastet, sofern die erforderlichen Sicherheitskorrekturmaßnahmen nach einem Vorkommnis ergriffen wurden (MDR 2017; Art. 89, Abs. 8). Im Zusammenhang mit dem bereits thematisierten Begriff *Risiko,* lassen sich die Bezeichnungen *Vorkommnis* und *unerwünschtes Ereignis* als Unterbegriffe zuordnen. Wenn ein Medical Device ungewollt von der definierten Zweckbestimmung abweicht, spricht man von einem unerwünschten Ereignis. Sind in diesem Zusammenhang überdies erhebliche Auswirkungen auf die Gesundheit eines Patienten, Anwenders oder Dritten bis hin zur Todesfolge, spricht man sogar von einem schwerwiegenden, unerwünschten Ereignis. Beide Bezeichnungen werden als Ereignis *Vorkommnis* genannt und sind gemäß MDR 2017 zu melden (Lippert, 2018, S. 300). Das österreichische Bundesamt für Sicherheit im Gesundheitswesen definiert den Begriff *Schwerwiegend* in Bezug auf Medical Device in folgender Präzision (BASG, 2019):

- Tod eines Patienten oder Anwenders
- Lebensbedrohliche Krankheit
- Dauerhafte Beeinträchtigung einer Körperfunktion oder dauerhafter Schaden
- Medizinische oder chirurgische Intervention (aufgrund Punkt 1-3)
- Gefährdung oder Schädigung eines Feten, dessen Tod oder angeborene Fehlbildung
- Auftreten eines bösartigen Tumors
- Indirekte Schädigung durch die Fehlfunktion eines In-vitro-Diagnostikums

3.4.3 Risikomeldungen – Herstellermaßnahmen

Mit dem in Kapitel 3.2.3 beschriebenen Risikomanagement nach ISO 14971 wird u.a. auch das Ziel verfolgt, mit Meldungen von Vorkommnissen Gefährdungssituationen zu dokumentieren, die zu Schäden geführt haben oder hätten führen können. Die Risiko-meldungen können dabei aus unterschiedlicher Quelle stammen, z.B. Hersteller, Anwender oder Patienten. Eingegangene Meldungen über Vorkommnisse sollen und werden von den nationalen Vigilanzsystemen zusammengefasst und verwertet. Damit wird das Ziel verfolgt, nach der Erfassung der Meldungen die Risiken der im Verkehr oder Betrieb befindlichen Medical Devices zu bewerten und abzuwehren (Hölscher et al., 2008, S. 37; MDR 2017). Das deutsche Vigilanzsystem BfArM verzeichnete im Jahr 2015 insgesamt 10.161 Risikomeldungen, von denen 5.033 auf aktive und 4.437 auf nicht-aktive Medical Devices entfielen. Es wird seit rund 20 Jahren ein stetiges Wachstum bei den Risikomeldungen verzeichnet, von denen die meisten Meldungen auf die aktiven Implantate fallen. Die häufigsten Fehlerarten in technischer Hinsicht sind mechanische Probleme (Brüche, Loslösungen, Risse, Löcher, etc.), gefolgt von Funktionsausfällen und Fehlfunktionen, sowie elektrische Fehler (MTD, 2019). Hersteller müssen aufgrund der eingegangenen Risikomeldungen Verantwortung übernehmen und Maßnahmen ergreifen. Erforderliche Maßnahmen orientieren sich an der Art der Risikomeldung, die durch den Schweregrad des Vorkommnisses bestimmt wird. Es wird i.d.R. zwischen drei verschiedenen Maßnahmen unterschieden (HPRA, 2012, S. 2 u. 3; VCLS, 2019; FDA-Recall, 2019):

1. Sicherheitsinformation (Field Safety Notice)

Dies ist eine Kommunikation mit dem Kunden oder Anwender, die vom Hersteller ausgesendet wird, um auf ein potentielles Problem oder Risiko hinzuweisen. Oft geschieht dies auch in Verbindung mit einer korrektiven Maßnahme. Die Sicherheitsinformation kann eine dauerhafte oder temporäre Änderung der Gebrauchsanweisung, ein Software upgrade oder dergleichen sein.

2. Korrektive Maßnahme im Feld (Field Safety Corrective Action)

Die korrektive Maßnahme im Feld soll dazu dienen, tödliche Risiken oder ernsthafte gesundheitliche Verschlechterungen zu reduzieren, die aufgrund der Verwendung von Medical Devices eintreten können. Die korrektive Maßnahme kann ein Rückruf, eine Änderung oder der Austausch eines Gerätes.

3. Rückruf (Recall)

Wenn ein Unternehmen Kenntnis erhält, dass ein ernsthaftes Problem mit einem seiner Medical Devices aufgetreten ist, bei dem gegen nationale Gesetze verstoßen wird, muss eine korrektive Maßnahme oder ein Rückruf eingeleitet werden. Ein Rückruf wird meist dann eingeleitet, wenn ein Medical Device defekt ist, ein Gesundheitsrisiko entstanden ist oder beides vorhanden ist. Bei Überprüfung der getroffenen Maßnahmen durch die Hersteller evaluiert besonders die FDA, ob alle möglichen Anstrengungen unternommen wurden, die für die jeweilige Situation nach nationalem Recht und den Vorgaben der FDA angemessen sind oder waren. In dieser Konsequenz sind die USA hier Vorreiter gegenüber dem Rest der Welt. Entsprechend den Vorgaben der FDA werden Rückrufe, nach dem Grad der Gefährdung, in drei Kategorien klassifiziert (FDA-Recall, 2019):

A. Class 1 Recall

Betrifft gefährliche oder defekte Medical Devices, die ein ernsthaftes Gesundheitsproblem oder den Tod auslösen können.

B. Class 2 Recall

Betrifft Medical Devices, die Gesundheitsrisiken oder eine leichte Gefahr darstellen.

C. Class 3 Recall

Diese Medical Devices stellen kein Gesundheitsrisiko dar, verstoßen aber gegen nationale Kennzeichnung oder entsprechen nicht mehr der Zweckbestimmung.

3.4.4 Fallbeispiel Sicherheitsinformation

Im folgenden Fallbeispiel soll anhand einer Sicherheitsinformation aufgezeigt werden, welche Inhalte in einer Risikomeldung gefordert sind und kommuniziert werden. Seitens der Überwachungsbehörden gibt es Vorgaben und Anleitungen, welche Informationen notwendig sind bzw. geliefert werden müssen (BfArM, 2019). Das Fallbeispiel stellt auszugsweise eine Sicherheitsinformation des Herstellers St. Jude Medical aus dem Jahr 2011 dar. St. Jude Medical wurde im Jahr 1976 gegründet und hatte von Beginn an den Fokus auf schwere Herzerkrankungen. Der Schwerpunkt in der Unternehmung war die Entwicklung und Vertreibung von Herzschrittmachern und Herzklappen. Im kardiovaskulären Bereich war St. Jude Medical bis zu seiner Übernahme durch Abbott Laboratories im Jahre 2017 einer der führenden Unternehmen (St. Jude Medical, 2019). Die beispielhafte Sicherheitsinformation wurde im Rahmen der Recherche dokumentiert und zeigt einige relevante Details, die hier im Themenkontext analysiert werden (Recall, 2019). Nicht alle Details werden analysiert, daher werden einige Aspekte im Vorfeld lediglich informativ erwähnt. Die Sicherheitsinformation betrifft einen implantierbaren Puls Generator für die Neurostimulation. Aus der nachfolgenden Meldung geht hervor, dass eine Anzahl von 1.607 Stück dieses Produkts von einem bestimmten Risiko betroffen sind und es einen bestimmten Distributionsgrad gibt (weltweit). Die Auswirkungen werden dahingehend beschrieben, dass in einigen Fällen eine Nachbehandlung bzw. eine Explantation erforderlich ist, die mit nicht einzuschätzenden Risiken verbunden sind. In Folge bleiben einige Aspekte der Sicherheitsinformation unberücksichtigt und unerwähnt.

Lediglich die für die Arbeit relevanten Punkte werden hervorgehoben und erläutert. Diese Details sind in den nachfolgenden Screenshots farblich gelb markiert.

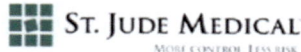

ST. JUDE MEDICAL
MORE CONTROL. LESS RISK

St. Jude Medical
Neuromodulation Division
6901 Preston Road
Plano, TX 75024 USA
Tel 972 309 8000
Fax 972 309 8150

IMPORTANT MEDICAL DEVICE INFORMATION
Eon Mini™ (Model 65-3788) and Brio™ (Model 65-6788)
Implantable Pulse Generators for Neurostimulation

May 24, 2011

Dear Doctor,

This letter provides you with important information about Eon Mini Model 65-3788 and Brio Model 65-6788, Implantable Pulse Generators (IPGs). Our records indicate that you may have implanted potentially affected device(s) or have a potentially affected device(s) in your product inventory.

As part of our systematic tracking and product monitoring, St. Jude Medical's analysis of complaint data revealed reports of 78 Eon Mini IPGs and 1 Brio IPG that lost the ability to communicate or recharge. Spinal Cord Stimulation patients may experience a loss of pain relief. Deep Brain Stimulation patients may experience recurrence of symptoms, possibly in greater intensity than prior to use of the neurostimulation system. Either instance may result in a subsequent explant. Explant surgery, as with any surgery, presents a risk to patient health. Adverse events associated with an unplanned surgery may be comparable to adverse events associated with planned reoperations, and may include pain, scarring, and infection, as well as complications from anesthesia. We are therefore taking action to notify you of this potential issue and to pass on patient management recommendations from our medical advisory board.

This action relates only to defects of the internal battery component that is fully contained within the outer hermetically sealed IPG titanium can. The potentially affected battery is not used in any other Neuromodulation products. A list of device serial numbers potentially affected is enclosed in Attachment A. St. Jude Medical is recalling all unused Eon Mini and Brio IPGs identified in Attachment A.

Abbildung 4: Grundlegende Information zur Sicherheitsinformation (St. Jude Medical, 2011; https://www.accessdata.fda.gov/scripts/cdrh/cfdocs/cfres/res.cfm?id=94501; Aufruf 24.3.2019)

Zu Beginn der Sicherheitsinformation deklariert sich der Hersteller als Absender mit Datum und führt die betroffenen Produkte an. Als Adressat sind hier weitläufig Ärzte angesprochen. Aufgrund eines Nachverfolgungs- und Aufzeichnungssystems des Herstellers kann eruiert werden, dass der Adressat ein potentiell risikobehaftetes Produkt implantiert hat und dass eine bestimmte Anzahl von Beschwerden eingegangen ist. Allgemeine Angaben zur Patientensicherheit werden zu möglicherweise notwendigen Explantationen gemacht, ebenso der Hinweis, dass aufgrund der Sicherheitsinformation bestimmte Handlungen gesetzt werden. Der Hersteller gibt deswegen bekannt, dass alle nicht verwendeten Produkte dieser Charge zurückgerufen werden.

Issue Summary:
St. Jude Medical has received reports of inability to communicate or recharge 78 Eon Mini IPGs and 1 Brio IPG. In the cases reported, the duration between recharges became progressively shorter until the IPG failed to charge or there was a sudden loss of power which resulted in device replacement. After thorough analysis we determined that weld failures within the internal battery of the IPG caused these reports. The weld failures caused the batteries to leak electrolyte and prevented them from holding a charge. The inner battery is fully contained within the hermetically sealed outer titanium case of the IPG, so patients cannot be exposed to the electrolyte material.

Extensive review of our battery supplier's manufacturing methods identified a need to improve controls relating to the battery weld process. We have comprehensively addressed this and no reports of this battery failure mode have been received for batteries manufactured with the improved process controls.

Page 1 of 7

ATRIAL FIBRILLATION   CARDIAC RHYTHM MANAGEMENT   CARDIAC SURGERY   CARDIOLOGY   NEUROMODULATION

Abbildung 5: Darstellung des Problems/der Ursache (St. Jude Medical, 2011; https://www.accessdata.fda.gov/scripts/cdrh/cfdocs/cfres/res.cfm?id=94501; Aufruf 24.3.2019)

Der Hersteller gibt bekannt, dass er eine umfassende Analyse für das Problem mit dem Produkt durchgeführt hat und ein Versagen der Schweißnaht in der Batterie die Ursache war. Daraus folgten ein Auslaufen des Elektrolyts und die Unterbrechung der erforderlichen elektrischen Ladung. Es wird ebenso bekanntgegeben, dass eine oder mehrere Zulieferfirmen den Hersteller mit dieser Batterie beliefert haben und die Kontrollen über den Prozess der Herstellung verbessert werden müssen.

Rate of occurrence:
The battery failures caused by this defect represent 0.46% of the total IPG devices potentially affected by this recall. This rate is based on failures reported to date, a greater percentage may actually be defective. The long term failure rates for these devices are not known at this time. We have taken corrective action, implemented improved process controls, and continue to monitor complaint data to determine the effectiveness of the corrective actions. Devices with serial numbers not contained within Attachment A are not impacted.

Abbildung 6: Häufigkeitsrate (St. Jude Medical, 2011; https://www.accessdata.fda.gov/scripts/cdrh/cfdocs/cfres/res.cfm?id=94501; Aufruf 24.3.2019)

Die Häufigkeitsrate potentiell betroffener Geräte wird mit einem bestimmten Prozentsatz beschrieben. In diesem Zusammenhang wird auch erwähnt, dass die Langzeitausfallsraten zu diesem Zeitpunkt nicht bekannt sind. Aus diesem Grund muss diese in der Sicherheitsinformation beschriebene korrektive Maßnahme getroffen werden.

Transfer of this Information:
Please distribute this information to all who need to be aware of it within your institution. In the event that one or more patients have transferred to other institutions for their care or unused inventory has been transferred to other hospitals for use, please contact your St. Jude Neuromodulation representative so that we can provide this information to them and address any further questions. The appropriate local Regulatory Agencies have been notified of this action.

Abbildung 7: Weiterer Umgang mit der Risikomeldung (St. Jude Medical, 2011; https://www.accessdata.fda.gov/scripts/cdrh/cfdocs/cfres/res.cfm?id=94501; Aufruf 24.3.2019)

Der Adressat wird zum Abschluss der Sicherheitsinformation gebeten, diese wichtige Meldung an alle relevanten Personen und Stellen im und außerhalb des Instituts zukommen zu lassen. Es wird auch erwähnt, dass die verpflichtende Meldung an die lokale Regulierungsbehörde eingegangen ist.

Zusammenfassung

Zusammenfassend wird festgehalten, dass auf Grundlage der inhaltlichen Informationen die Auswirkungen der sicherheitsrelevanten Mängel an den betroffenen Produkten eine nicht einzuschätzende Dimension bekommen hat, die sich nur bei einer Prüfung im Einzelfall wirklich klar definieren und beziffern lässt. St. Jude Medical hat zu Recht die Information einfließen lassen, dass Einzelkomponenten des Produkts nicht die erforderliche Belastungsprüfung durchlaufen sind und daher ein Sicherheitsrisiko darstellen. Es wird nicht erwähnt, ob dies auch auf andere Komponenten an diesem Produkt zutrifft. Weiterhin kann in diesem Fall auch nicht nachvollzogen werden, ob der Zulieferer zertifiziert war. Möglicherweise hätte eine Langzeitstudie, die bei Produkten dieser Art und Risikoklasse nicht immer leicht durchführbar sind, die erwähnten Schwachstellen zum Vorschein gebracht. Die in der Sicherheitsinformation beschriebenen Mängel bringen nach Ansicht des Autors zum Ausdruck, dass für die Nachbehandlung der Patienten und den betroffenen nationalen Gesundheitswesen nicht einzuschätzende Kosten entstanden sind, die wahrscheinlich nicht oder eher nur geringfügig zu Lasten von St. Jude Medical gegangen sind. Da die Krankenkassen von den Herstellern in der Regel nicht über Rückrufe informiert werden, müssen Austauschoperationen von den Versicherten erst einmal selbst getragen werden. In Bezug auf Global Health sind diese Kosten nicht unerheblich und können relativ schwer beziffert werden. Im Falle von Nachbehandlungen oder Explantationen sind die weiteren Auswirkungen in soziologischer, epidemiologischer oder gesellschaftlicher Hinsicht ebenso zu beachten (SZ, 2019).

3.5 Globaler Gesundheitsmarkt

Wie jeder Markt, ist auch der Gesundheitsmarkt der Dynamik von Angebot und Nachfrage unterworfen. Das Bedürfnis, Gesund zu sein und gesundheitlich versorgt zu werden, ist nicht nur ein menschliches Grundbedürfnis, es wurde von der WHO auch als grundlegendes Menschenrecht definiert (Bedürfnispyramide, 2019). Fakt ist jedoch, dass sich weltweit viele Menschen die Gesundheitsversorgung noch nicht oder, wie in der EU, mittlerweile nicht mehr leisten können (WHO-Gesundheitsausgaben, 2019). Die Nachfrage nach individueller Gesundheitsversorgung wird trotzdem immer vorhanden bleiben. Diese ist auf nationaler Ebene von einer Reihe bestimmter Faktoren abhängig, zu denen u.a. die Einkommens- und Bevölkerungsentwicklung, die demografische Struktur und die Ausgestaltung des Gesundheitssystems und nicht zuletzt das Einkommen gehören. Studien belegen, dass sich mit steigendem Einkommen pro Kopf auch der Anteil der Gesundheitsausgaben erhöht. Banken und Investoren loten so neue Absatzmärkte für Medizintechnik aus, vor allem in den bevölkerungsreichen BRIC-Ländern (Brasilien, Russland, Indien und China), in denen in Zukunft stark wachsende Gesundheitsausgaben erwartet werden (Bräuninger et al., 2010, S. 10 u. 11).

3.5.1 Medical Devices – Grundpfeiler medizinischer Versorgung

In der Gesundheitsversorgung geht schon lange nichts mehr ohne Medical Devices. Auch wenn aus heutiger Sicht die großen Erfolge der Chirurgie erst mit der Entwicklung der Narkose (1846) und Antisepsis (1867) möglich wurden, gab es nachweislich schon in vorchristlicher Zeit chirurgische Eingriffe (Trepanationen). In der jüngeren Vergangenheit wird der Begriff Medical Devices sehr vielschichtig verwendet und nicht zuletzt aufgrund der komplexen technischen Ausstattung von medizinischen Einrichtungen häufig unter dem Schlagwort *Apparatemedizin* zusammengefasst (Grunwald et al., 2013, S.319). Tatsächlich ist das Fachgebiet der Medizintechnik sehr breit und reicht, wie schon in Kap. 2.2.1 aufgezeigt, von einfachen Medical Devices, wie chirurgische Scheren und Skalpelle, über sehr komplexe Instrumente für minimalinvasive Operationen und Implantate, bis hin zu Geräten der bildgebenden Diagnostik. Durch eine verbesserte medizinische Behandlung, unterstützt durch Medical Devices, kann ein Anstieg der Lebenserwartung verzeichnet werden. Es ist durch die technische Unterstützung ebenso möglich, frühere und sichere Diagnosen zu erstellen, die eine erfolgreiche Behandlung bewirken und Eingriffe mit immer weniger Belastung für den Patienten durchzuführen. Selbst in sozialen Belangen kann z.B. durch technische Hilfsmitteln die Unterstützung einer Rehabilitation zu einer besseren Wiedereingliederung in das berufliche oder familiäre Umfeld verhelfen (VDI, 2017, S. 5). Somit stehen der medizinische und technische Fortschritt in einer engen und dynamischen Beziehung zueinander. Neue Technologien helfen sowohl präzisere Informationen über den Gesundheitszustand eines Patienten zu erhalten als auch neue therapeutische Optionen der Behandlung zu eröffnen. Die Weiterentwicklung und Verbesserung von vorhandenen Medical Devices wird darüber hinaus durch neue medizinische Erkenntnisse gefördert. Aus dieser Entwicklung heraus wurde in den letzten Dekaden ein enormer Fortschritt für Medical Devices zur Diagnostik, Therapie und Überwachung von Patienten ermöglicht. Deutlich wird dies besonders in den hochtechnisierten medizinischen Bereichen der Intensivmedizin oder der Anästhesie, in denen ärztliches und pflegerisches Handeln ohne den Einsatz von Medical Devices nahezu undenkbar geworden ist (Backhaus, 2010, S. 12; Kramme, 2017, S. 8 u. 9).

3.5.2 Medical Devices und globale Gesundheitsversorgung

Innovative Medical Devices werden sowohl vom Bedarf nach besseren Lösungen als auch aus wirtschaftlichen Interessen vorangetrieben. Nachfrage und Angebot werden somit vom medizintechnischen Fortschritt beeinflusst, dessen Entwicklung in den letzten Jahren rasant zugenommen hat. Ziel dieser Innovationen sind in diesem Sinne jedoch vor allem Länder mit hohen Ressourcen oder Länder, in denen sich ein potentieller Absatzmarkt abzeichnet (Zippel, 2016, S. 34). Um weltweit eine bessere Gesundheitsversorgung anzustreben, besteht bei der Entwicklung von Medical Devices ein Handlungsbedarf, um Innovationen auch für Länder mit weniger Kapital zur Verfügung stellen zu können. Da sich jedoch die Bedürfnisse der finanziell weniger gut situierten Länder aufgrund des Entwicklungszustands von den gut entwickelten Ländern unterscheiden, sind diese in der Regel nicht im Visier von umsatzorientierten Unternehmen der Medizintechnik-Branche (WHO, 2010, S.4). Daher spiegelt die globale Gesundheitsversorgung in dieser Hinsicht auch eine Schieflage wider. Die Vereinten Nationen haben sich das Ziel gesetzt, bis zum Jahr 2030 eine niedrigschwellige Gesundheitsversorgung in allen Ländern der Welt zu ermöglichen. Zahlen der Weltbank und der WHO belegen, dass gegenwärtig weltweit rund 800 Millionen Menschen mindestens zehn Prozent ihres Haushaltseinkommens für Gesundheitsausgaben aufwenden, was sie in extremste Armutsverhältnisse hineinführt (Ärztezeitung, 2017). Einen allgemeinen Zugang zu guter Gesundheitsleistung zu gewährleisten, stellt für jedes Land eine eigene Herausforderung dar. Wie das Gesundheitswesen eines Landes aufgestellt ist, lässt sich anhand der Statistiken zu den Gesundheitsausgaben und deren Finanzierung einschätzen. Hierzu werden die finanziellen Mittel gemessen, die dem Gesundheitswesen zur Verfügung stehen, sowie die Aufteilung dieser Mittel auf die verschiedenen Gesundheitsleistungen. An diesen finanziellen Mitteln orientieren sich auch die Investoren, die im Einklang mit den Unternehmen der Medizintechnik-Branche die Innovationsfelder ausloten (Eurostat, 2019). Um eine weltweit verbesserte Gesundheitsversorgung anzustreben, müssten Medical Devices jedoch für das Setting in Ländern mit weniger ausgeprägter Infrastruktur spezifisch hergestellt oder adaptiert werden. Beispielsweise können Medical Devices, die für ein modernes Krankenhaus hergestellt wurden, nicht einfach in einem Land eingesetzt werden, in dem keine stabile Stromversorgung vorhanden ist (WHO, 2010, S.18).

3.5.3 Globaler Wettbewerb

Die Medizintechnik-Branche hat eine relativ geringe Anzahl an großen, breit aufgestellten Unternehmen und eine große Anzahl an kleinen Unternehmen, die hauptsächlich im Bereich Forschung und Entwicklung aktiv sind und den Markt für neue therapeutische Medical Devices bedienen. Die Branche ist daher in zwei Richtungen stark ausgeprägt; in die eine Richtung werden zunehmend häufige Veränderungen an ihren Produkten angestrebt und in die andere Richtung steht man im ausgedehnten Austausch mit Ärzten, um Innovationen voranzutreiben. Die Marktdynamik kann daher, abhängig vom Medical Device, sehr stark variieren. Der Markt für konventionelle Produkte und Geräte für die Routinebehandlung, wie z.B. OP-Handschuhe, ist einem starken Wettbewerb ausgesetzt, in welchem Unternehmen harte Preisverhandlungen führen müssen, um profitabel bleiben zu können. Im Gegensatz dazu ist der Markt für fortgeschrittene Produkte wie implantierbare Medical Devices (IMDs) in ihrer Preispolitik eher undurchsichtig, schwerer zu betreten und weniger umkämpft. Dies erlaubt Unternehmen höhere Preise zu veranschlagen und erheblich höhere Profite zu machen. Große Unternehmen in der Medizintechnik-Branche sind i.d.R. fortlaufend profitabel und haben typischerweise Gewinnspannen von 20 bis 30 Prozent (Report Congress, 2017, S.207 u. 208). Ein weiterer Grund, warum der Weltmarkt in dieser Hinsicht von multinationalen Konzernen wie Johnson & Johnson, Baxter oder General Electric Medical Systems dominiert wird ist, dass Medizintechnik u.a. eine Querschnittstechnologie zwischen der medizinischen Forschung, der Biotechnologie, der

Materialforschung, der Optik und der Elektronik repräsentiert. Um in der Breite dieser Disziplinen forschen und Technologien entwickeln zu können, bedarf es daher eine stabile und solide, sprich finanzkräftige, Unternehmensstruktur. Hier sind die multinationalen Konzerne gegenüber kleineren Unternehmen klar im Vorteil (Salfeld et al., 2001, S.274). Ökonomisch betrachtet, hängt die Nachfrage nach Medizintechnik vom Bevölkerungs- und Wirtschaftswachstum eines Landes und der veränderten Altersstruktur ab. Absatzmärkte können anhand dieser Einflussgrößen identifiziert und demzufolge auch über kurz oder lang bedient werden (Globale Absatzmärkte Medizintechnik, S. 12). Mehr als die Hälfte macht die Medizintechnik-Branche mit Produkten, die nicht älter als drei Jahre sind. Diese neuen und innovativen Medizinprodukte versprechen den meisten Umsatz (Devicemed, 2019). Aus diesem Grund ist die Medizintechnologie eine dynamische und hoch innovative Branche. Im Jahr 2017 wurden beim Europäischen Patentamt in München 13.090 Medizintechnikpatente eingereicht – mehr als in jedem anderen Technologiesektor. Hier wurde eine Steigerung der Anmeldungen von 6,2% gegenüber dem Vorjahr verzeichnet. Betrachtet man die Anmeldung von Medizintechnikpatenten nach Ländern, so war die USA mit 4.872 Anmeldungen im Jahr 2017 unangefochtene Nummer eins. Deutschland folgte mit 1.340 Patentanmeldungen auf Platz zwei (European patent applications, 2017). Mit 761 Einreichungen hat die Firma Philips 2016 die meisten Patente angemeldet, vor Medtronic (535) und Johnson & Johnson (450), (Devicemed, 2019). Ein besonderes Augenmerk wird noch den beiden Unternehmen Medtronic und Johnson & Johnson in der anschließenden Studie (Kapitel 4) im direkten Vergleich gegeben. Sind es hier doch 2 Global Player, die in diesem Sektor ähnlich stark aktiv sind. Nicht zuletzt ist es dieser innovativen Schubkraft verschiedener Hersteller zu verdanken, dass die Medizintechnik-Branche ein Wachstumsmarkt bleiben wird. Diese Entwicklung trägt auch dazu bei, dass Krankheiten behandelt werden können, die vor Jahren noch nicht behandelt werden konnten. Der innovative Fortschritt erlaubt es auch, dass durch schonendere Verfahren mehr Operationen an älteren Patienten durchgeführt werden können. Somit kann generell davon ausgegangen werden, dass der Bedarf an Gesundheitsleistungen weiter steigen wird (Branchenbericht Medizintechnologien 2019, Seite 8). Unglücklicherweise sind die Bedürfnisse des Public Health nicht die Haupttreiber von Medical Device Innovationen. Hersteller forschen und entwickeln in erster Linie an und für Krankheiten, mit denen am meisten Profit erzielt werden kann. In dieser Hinsicht sind die wesentlichen Faktoren für den Zugang zu angemessener medizinischer Behandlung nicht im Fokus. Ebenso wenig wird von der Medizintechnik-Branche das Ziel verfolgt, den Entwicklungsländern den gleichen Zugang wie den Industrienationen zu ermöglichen. Global führende Hersteller von Medical Devices sehen hier in erster Linie nur die Gelegenheit, ihre Umsätze in den Entwicklungsländern zu steigern (WHO, 2010, S. 21 u. 29).

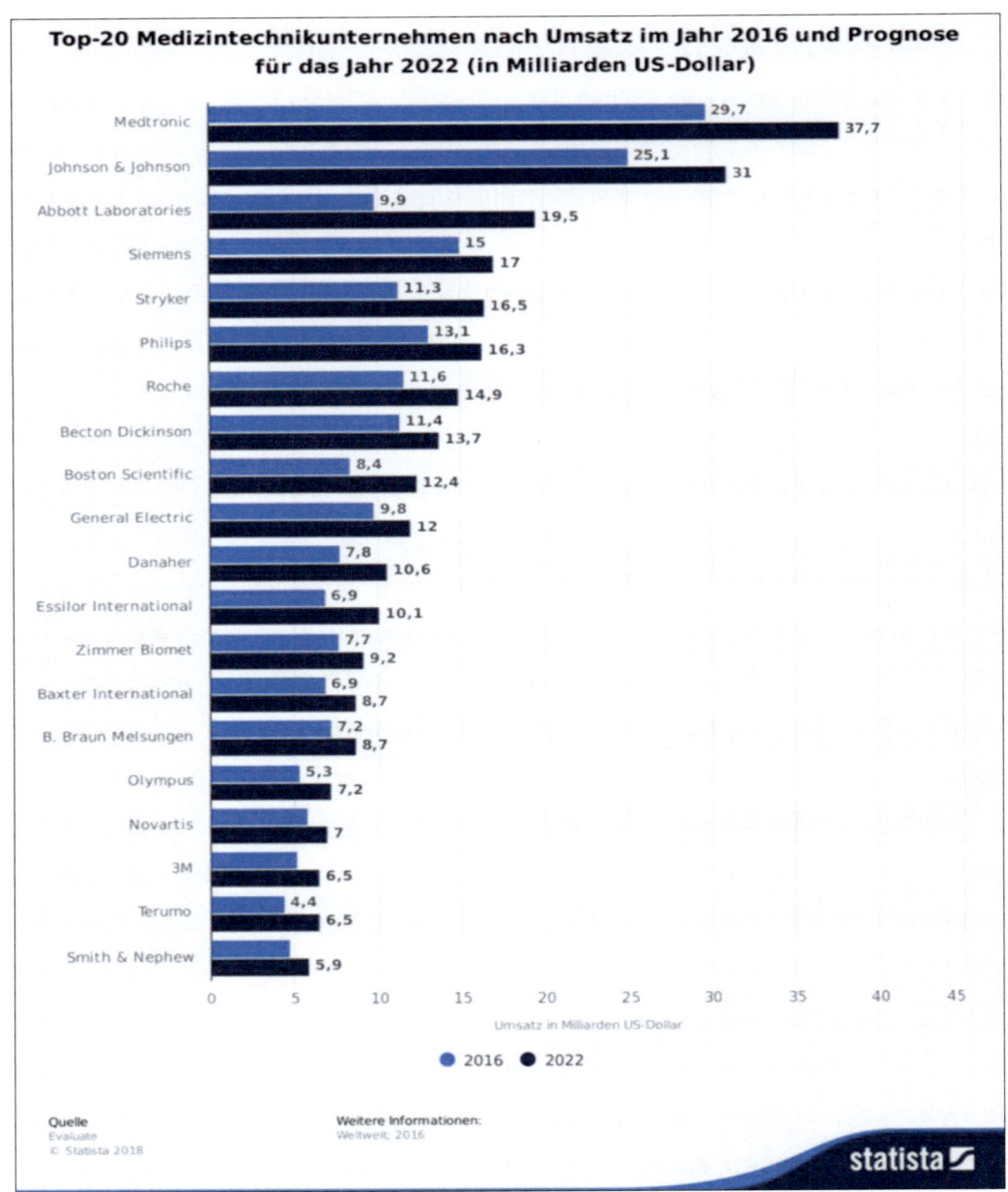

Abbildung 8: Globale Medical Device Player nach Umsätzen (statista, 2018)

4 Material und Methoden der Forschung

Dieses Kapitel beschreibt das Material und die Methoden der Forschung. Dazu orientiert sich das Kapitel in der Gliederung an folgender Struktur:

- Umfang der Studie
- Erhebungsinstrumente
- Grundlagen der Untersuchung
- Beschreibung der Stichprobe
- Methodisches Vorgehen

4.1 Umfang der Studie

Die vorliegende Studie wurde im Zeitraum von September 2018 bis Mai 2019 durchgeführt. Zusätzlich und parallel zu den bereits in Kapitel 2.2 beschriebenen durchgeführten Recherchen, wurden in diesem Zeitraum die herstellerbezogenen Maßnahmen erhoben und als verwendbare Daten aufbereitet. Der Umfang der Studie umfasst hierbei systematisch recherchierte Vorkommnisse und Maßnahmen von 10 ausgewählten Herstellern im bereits beschriebenen Produktsegment (Kapitel 1.3.2). Die Auswahl dieser Unternehmen erfolgte auf Basis der Verfügbarkeit von Daten, auf die für den definierten Recherchezeitraum zugegriffen werden konnte. Alle recherchierten Daten wurden dazu aus den gelisteten und beschriebenen Quellen in der Studie berücksichtigt und retrospektiv ausgewertet (siehe Kapitel 4.5). Um für die Studie ein aussagekräftiges Ergebnis erzielen zu können, wurde der Untersuchungszeitraum auf 10 Jahre festgelegt (2008 bis 2017). Dieser Zeitrahmen schien dem Autor für die Dimension und dem Rahmen der Untersuchung lang genug, um einen Vergleich bezüglich der aufgestellten Forschungsfrage und zur Überprüfung der Hypothesen zuzulassen. Aufgrund der begrenzten Verfügbarkeit von Daten seitens der ausgewählten Unternehmen ist der Untersuchungszeitraum zum Zeitpunkt der Studie bis zum Jahr 2017 limitiert gewesen. Hier ist z.B. zu erwähnen, dass die Finanzberichte für das Finanzjahr 2018 von den meisten Herstellern für unternehmensfremde Personen zum Zeitpunkt der Studie noch nicht zur Verfügung standen. Bei der Untersuchung der Herstellermaßnahmen musste sich außerdem der Herausforderung gestellt werden, Meldungen und daraus resultierende Maßnahmen unterschiedlicher Zweig- und Tochterunternehmen den ausgewählten Hersteller zuzuordnen. Aufgrund globaler Unternehmensstrukturen wurden bei verschiedenen Produkten Abweichungen in den Firmenbezeichnungen festgestellt, da manche Unternehmen die Herstellung einzelner Produktsegmente oder Artikel auslagern oder hinzukaufen. Bei der Feststellung solcher Fälle wurden die Hersteller und Produkte nach Zugehörigkeit des verantwortlichen Konzerns geordnet und zusammengefasst und als „ein" Hersteller berücksichtigt (Parent Company). Die Auswahl im Produktsegment *Kardiovaskuläre Geräte und Medizinprodukte* wurde für die Studie nach den Kriterien Hersteller, Typ, Anwendung, Herstellermaßnahmen vorgenommen.

A. Nach Hersteller

- Medtronic
- Boston Scientific
- Abbott Laboratories
- Johnson & Johnson
- Edward Lifesciences
- Terumo
- C.R.Bard
- Sorin LivaNova
- Integer
- Merit Medical

B. Nach Typ

- Herzrhythmus-Management
- Interventionelle kardiologische Geräte
- Periphere vaskuläre Geräte
- Cardiac Assist Geräte
- Herz-Kreislauf-Chirurgie
- Elektrophysiologie

C. Nach Anwendung

- Herzschrittmacher
- Defibrillator
- Herzkatheter
- Herzklappe
- ECG
- Event-Monitor

D. Nach Herstellermaßnahmen

- Rückrufe – Recalls
- Korrektive Maßnahmen im Feld – FSCA (Field Safety Corrective Actions)
- Sicherheitsinformation – FSN (Field Safety Notice)

4.2 Grundlagen der Untersuchung

Als Grundlagen der Untersuchung dienten in erster Linie die recherchierten Maßnahmen und Finanzberichte der Hersteller. Die ausgewählten Hersteller wurden in der definierten Kategorie bestimmt (Kapitel 1.3) und nach einheitlichen Maßstäben der Gerätetypen und nach Anwendungstypen festgelegt. Auf dieser Grundlage wurden in weiterer Folge auch die erfassten Daten aufbereitet und statistisch ausgewertet. Grundsätzlich wurden als Quellen für die Recherche der Herstellermaßnahmen vor allem nationale Vigilanzsysteme und öffentlich zugängliche Medienplattformen verwendet. Die ersten Ergebnisse über allgemeine Suchmaschinen (wie Google Scholar, PubMed) ergaben vor allem Treffer, die sich auf Risiken und Fehler bei der medizinischen Behandlung und der Patientensicherheit bezogen. Die weiteren Recherchen erfolgten aus diesem Grund vor allem über Internetseiten und Datenbanken mit Bezügen zu Maßnahmen der Hersteller und Risikomeldungen. An dieser Stelle muss noch einmal besonders erwähnt werden, dass auf Basis der Recherchen des International Consortium of Investigative Journalists (ICIJ) die meisten Risikomeldungen erfasst und verwertet werden konnten (siehe Kapitel 2.3). Das ICIJ hat hier mehr als 90.000 Rückrufe, korrektive Maßnahmen und Sicherheitsmitteilungen gesammelt und der Öffentlichkeit in der Database IMDD (International Medical Devices Database) zur Verfügung gestellt. Nichtsdestotrotz mussten diese Daten erst gesichtet und mit den weiteren angeführten Quellen verglichen werden. Folgende Fragen dienten als Grundlage des Datensatzes und schlussendlich als Basis des statistischen Tests:

- Was sind die jeweiligen Marktanteile der Hersteller im definierten Produktsegment und im definierten Zeitraum?
- Wie viele Maßnahmen haben die Hersteller pro Jahr durchgeführt?
- Wie viele Class 1 Events waren unter den Maßnahmen?
- Wie viele Class 2 Events waren unter den Maßnahmen?
- Wie viele potentiell risikobehaftete Medizingeräte wurden in diesem Zeitraum vertrieben?

Nachfolgende Tabelle stellt eine Übersicht der Quellen für die erweiterte Recherche der Herstellermaßnahmen dar.

Tabelle 8: Internationale Quellen für die Recherche der Herstellermaßnahmen

Internetseiten – International	
International Consortium of Investigative Journalists (ICIJ)	https://www.icij.org/
U.S. Food and Drug Administration (FDA)	https://www.fda.gov/
Bundesinstitut für Arzneimittel und Medizinprodukte (BfArM)	https://www.bfarm.de/DE/Home/home_node.html
Bundesamt für Sicherheit im Gesundheitswesen (BASG)	https://www.basg.gv.at/startseite/
Schweizerisches Heilmittelinstitut (Swissmedic)	https://www.swissmedic.ch/swissmedic/de/home/medizinprodukte.html
Medicine and Healthcare Products Regulatory Agency (MHRA)	https://www.gov.uk/government/news/welcome-to-our-new-mhra-website
Australian Government Department of Health (TGA)	https://www.tga.gov.au/publication/australian-regulatory-guidelines-medical-devices-argmd
Government of Canada	https://www.canada.ca/en/health-canada/services/drugs-health-products/medical-devices.html
Inspectie Gezondheidszorg en Jeug, Netherland	https://www.igj.nl/

Die Erhebung herstellerbezogener Marktanteile geschah auf Grundlage der verfügbaren Finanzberichte. Für den definierten Untersuchungszeitraum wurden ausschließlich studienrelevante Daten bestimmt und erfasst. Die Finanzberichte der Hersteller stehen der Öffentlichkeit online zur Verfügung und wurden für die Studie heruntergeladen und abgespeichert. Nachfolgende Abbildungen (Screenshots) zeigen exemplarisch und auszugsweise die Recherche und Datenerhebung herstellerbezogener Marktanteile.

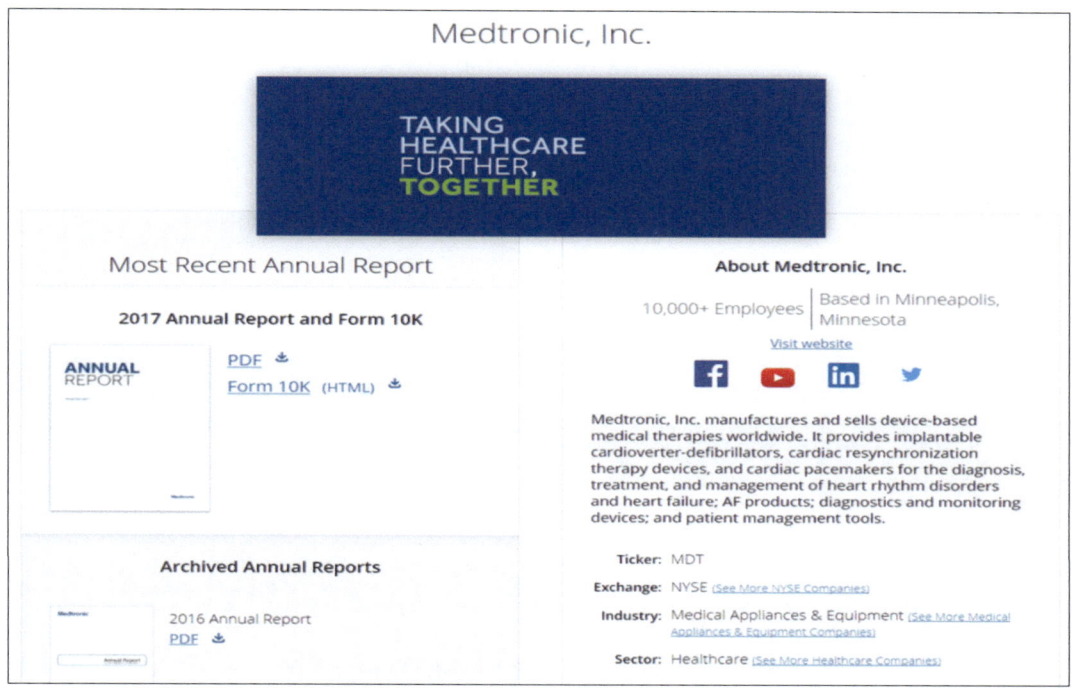

Abbildung 9: Datenarchiv Annual Report des Herstellers Medtronic (http://www.annualreports.com/Company/medtronic-inc; Aufruf 19.3.2019)

Über die Homepage der ausgewählten Hersteller konnte auf das Datenarchiv zugegriffen und die Annual Reports gesichtet werden. Zum Recherchezeitpunkt waren jedoch bei fast allen Herstellern lediglich die Finanzberichte bis zum Jahr 2017 verfügbar.

EXECUTIVE LEVEL OVERVIEW

Medtronic is among the world's largest medical technology, services, and solutions companies - alleviating pain, restoring health, and extending life for millions of people around the world. We employ more than 91,000 full-time employees worldwide, serving physicians, hospitals, and patients in approximately 160 countries. Our primary products include those for cardiac rhythm disorders, cardiovascular disease, advanced and general surgical care, respiratory and monitoring solutions, neurological disorders, spinal conditions and musculoskeletal trauma, urological and digestive disorders, and ear, nose, and throat and diabetes conditions.

Net income attributable to Medtronic for fiscal year 2017 was $4.0 billion, $2.89 per diluted share, as compared to net income attributable to Medtronic of $3.5 billion, $2.48 per diluted share, for fiscal year 2016, representing an increase of 14 percent and 17 percent, respectively.

The table below illustrates net sales by operating segment for fiscal years 2017, 2016, and 2015:

(In millions)	Net Sales Fiscal Year 2017	2016	% Change	Net Sales Fiscal Year 2016	2015	% Change
Cardiac and Vascular Group	$ 10,498	$ 10,196	3%	$ 10,196	$ 9,361	9%
Minimally Invasive Therapies Group[1]	9,919	9,563	4	9,563	2,387	301
Restorative Therapies Group	7,366	7,210	2	7,210	6,751	7
Diabetes Group	1,927	1,864	3	1,864	1,762	6
TOTAL NET SALES	$ 29,710	$ 28,833	3%	$ 28,833	$ 20,261	42%

Abbildung 10: Marktanteile im definierten Produktsegment „Kardiovaskuläre Geräte und Instrumente" (Annual Report Medtronic 2017, Seite 35)

Die abgespeicherten Finanzberichte (Abbildung 9) wurden bezüglich der operativen Markt-anteile gesichtet. Anschließend wurden die jährlichen Umsätze, wie in Abbildung 10 farblich markiert, im spezifizierten Produktsegment erhoben und für den Datensatz abgespeichert.

4.3 Erhebungsinstrumente

Die Erhebung der Daten erfolgte in mehreren Schritten durchgeführt. Im ersten Schritt wurden die recherchierten Daten in Excel-Tabellen erfasst. Als weiteres Erhebungs-instrument kam eine Datenmatrix zur Anwendung, in der die erfassten Daten nach 10er Potenzen strukturiert wurden. Diese Datenmatrix bildete die Grundlage für die anschließende ordinal-skalierte Kodierung der Daten. Für die Erhebung und Aufbereitung der Daten kamen somit folgende Instrumente zum Einsatz:

- Internetrecherche und Dokumentation mittels Screenshots
- Erfassung der Maßnahmen und Marktanteile mittels Excel (schrittweise nach Hersteller jahrgangsweise erfasst und dann tabellarisch nach Hersteller und Jahrgang gereiht)
- Erstellung einer Datenmatrix als Kodierungsgrundlage für die statistische Auswertung
- Tabellarische Anordnung der ordinal-skalierten Kodierung

Die Erhebung von Risikomeldungen im nationalen Vigilanzsystem des Deutschen Bundesinstituts für Arzneimittel und Medizinprodukte (BfArM) wurde für jeden ausgewählten Hersteller nach Produktgruppe und Zeitraum in der gleichen Vorgehensweise durchgeführt.

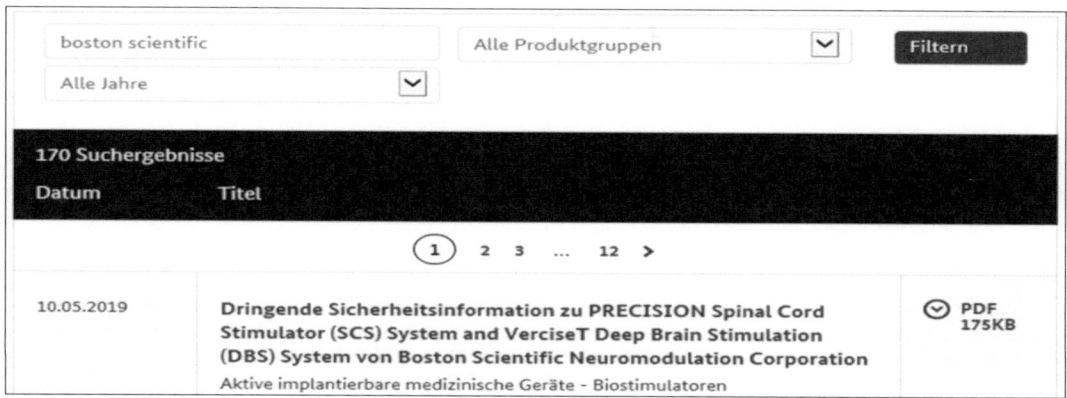

Abbildung 11: Herstellerbezogene Risikomeldungen am Beispiel des Herstellers Boston Scientific (Maßnahmen der Hersteller, Homepage BfArM; Aufruf 19.3.2019)

4.4 Stichprobe

Bei der Beschreibung des Studienumfangs (Kapitel 4.1) wurde bereits erwähnt, dass die Studie aufgrund der begrenzten Verfügbarkeit von Daten seitens der Hersteller und ihren Maßnahmen gewissen Restriktionen unterliegt. Es konnten z.B. für die Auswahl der Stichprobe nur Hersteller herangezogen werden, von denen für den definierten Zeitraum die Finanzberichte zur Verfügung standen. Außerdem wurde das Produktsegment spezifiziert, um einen seriösen Vergleich aufstellen zu können. Deswegen wurden nur die Marktanteile der Hersteller in der Stichprobe berücksichtigt, die mit dem gleichen Produktsegment am Markt vertreten sind. Trotz dieser Einschränkung weist die Stichprobe eine Auswahl an Herstellern auf, die sowohl einen hohen Marktanteil am Medizintechnikmarkt aufweisen als auch Hersteller, mit einem relativ geringen Marktanteil. Von den 10 für die Studie ausgewählten Unternehmen befinden sich sechs unter den Top 30 der führenden Hersteller von Medizinischen Geräten (mpo-mag, 2018). Die in nachfolgender Abbildung erfassten und dargestellten Marktanteile der jeweiligen Hersteller beziehen sich auf den gesamten Untersuchungszeitraum von Anfang 2008 bis Ende 2017.

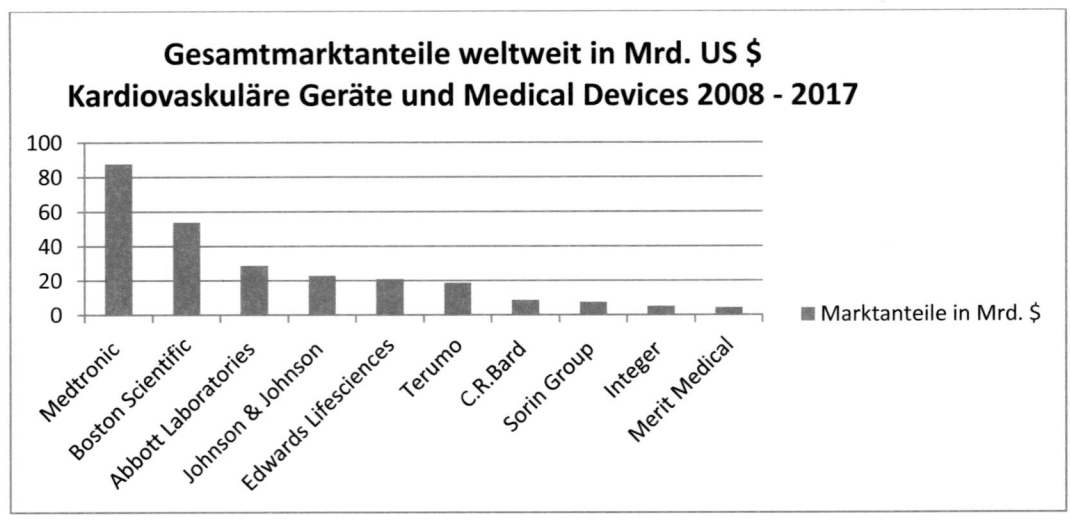

Abbildung 12: Marktanteile der ausgewählten Hersteller (eigene Darstellung)

In der Stichprobe spiegeln sich somit Hersteller von Kardiovaskulären Geräten und Medizinprodukten in ihrer Gewichtung der Marktanteile im Verhältnis von 6/4 wider. Für die statistische Auswertung der Studie kann bezüglich des Konfidenzintervalls schon im Vorfeld angenommen werden, dass in der vorliegenden Bandbreite der vertretenen Hersteller diese Daten eine hohe Aussagekraft besitzen, um das Gesamtbild der Marktsituation für die Medizintechnik abzubilden. Im erwähnten Zeitraum der Datenerhebung wurde auf der Plattform Database IMDD im Produktsegment „Cardiovascular Devices" insgesamt 5.553 Events gesichtet. Auf der Datenbank wurden jeweils alle Events gesichtet und die definierten Hersteller im Produktsegment erfasst. Auf der Plattform des BfArM wurde nach Hersteller recherchiert und im definierten Produktsegment die Meldungen erfasst und gespeichert. Da die Meldungen der Hersteller in den nationalen Melderegister sehr oft parallel und redundant eingegangen sind, konnte schlussendlich auf Basis dieser beiden Datenbanken der Umfang der Stichprobe bestimmt. Hier zeigte sich, dass bei der Recherche „Implant Files" die meisten Daten von der US-Behörde FDA zusammengetragen wurden. Weitere Maßnahmen wurden vom Vigilanzystem des BfArM für die Studie ergänzend recherchiert.

A. Eckdaten der Stichprobe

Die Stichprobe umfasst für den festgelegten Zeitraum von 10 Jahren (Anfang 2008 bis Ende 2017) folgende Daten und Größen (detaillierte Angaben sind in den nachfolgenden Tabellen enthalten):

- 10 Hersteller im spezifizierten Produktsegment (Kardiovaskuläre Geräte und Medizinprodukte)
- mit einem Volumen von 257.959,700 Mrd. $ Marktanteilen insgesamt (Tabelle 9)
- es wurden 1.390 durchgeführte Maßnahmen erfasst (Tabelle 10)
- 190 Class 1 Events (Tabelle 11)
- 1.058 Class 2 Events (Tabelle 12)
- 30.338.603 Millionen risikobehaftete Geräte/Produkte waren von den Maßnahmen betroffen (Tabelle 13)

B. Restriktionen der Stichprobe

Von den 1.390 erfassten Maßnahmen konnten 142 Maßnahmen nicht mit einer genauen Geräteanzahl kombiniert werden. Bei der Erhebung der durchgeführten Maßnahmen wurde seitens der Hersteller nicht immer exakt angegeben, wie viele potentiell risikobehaftete Geräte bzw. Produkte von der jeweiligen Maßnahme betroffen waren. In diesen Fällen wurden die Maßnahmen trotzdem mit folgender Einschränkung in der Studie berücksichtigt. Aufgrund des angegebenen Distributionsgrades oder der Chargen- bzw. Seriennummer wurde vom Mindestmaß der Produktion ausgegangen. D.h., wurde in der Sicherheitsinformation oder dem Rückruf ein Distributionsgrad „weltweit" oder die jeweiligen Länder der Vertreibung angegeben, dann wurde diese Mindestanzahl erfasst. Ebenso wurde mit der Angabe der Chargen- bzw. Seriennummer verfahren. Unter der Berücksichtigung einer weltweiten Verbreitung wurde z.B. pro Charge eine Mindestproduktion von 10 Stück angenommen. Hier hat der Autor bewusst das niedrigste Maß der Geräteanzahl angenommen, welche in der Regel produziert werden.

Tabelle 9: Marktanteile der Hersteller in Mrd. $ (eigene Quelle)

Hersteller	Markt-anteile in Mrd. $	2017	2016	2015	2014	2013	2012	2011	2010	2009	2008
Medtronic	87,635	10,498	10,196	9,361	8,085	8,695	8,482	8,544	8,557	7,794	7,423
Boston Scientific	53,858	5,673	5,385	4,977	5,046	4,827	5,008	5,46	5,398	6,082	6,002
Abbott Laboratories	28,733	8,103	2,896	2,696	2,869	2,617	2,649	2,078	2,007	1,618	1,2
Johnson & Johnson	22,851	2,096	1,849	2,036	2,208	2,077	1,985	2,3	2,5	2,7	3,1
Edward Lifesciences	20,844	3,435	2,963	2,493	2,323	2,046	1,899	1,679	1,447	1,321	1,238
Terumo	18,705	3,032	2,419	2,392	2,12	1,948	1,57	1,486	1,338	1,256	1,144
C.R. Bard	8,623	1,112	1,015	0,97	0,928	0,83	0,845	0,842	0,756	0,682	0,643
Sorin Group	7,407	0,636	0,861	0,878	0,744	0,736	0,739	0,743	0,746	0,689	0,635
Integer	5,088	0,965	0,931	0,493	0,449	0,453	0,44	0,349	0,341	0,341	0,326
Merit Medical	4,216	0,701	0,58	0,521	0,492	0,432	0,378	0,347	0,288	0,25	0,227

Tabelle 10: Summe der Herstellermaßnahmen, Reihung nach Marktanteilen (eigene Quelle)

Hersteller	Summe der Maßnahmen	2017	2016	2015	2014	2013	2012	2011	2010	2009	2008
Medtronic	248	30	28	24	13	29	7	21	29	34	33
Boston Scientific	265	37	15	26	20	6	1	61	33	33	33
Abbott Laboratories	67	36	3	2	0	1	0	4	3	14	4
Johnson & Johnson	58	7	7	8	8	4	2	6	5	6	5
Edward Lifesciences	63	3	0	9	6	13	4	1	6	12	9
Terumo	352	23	9	11	18	21	109	69	45	7	40
C.R. Bard	63	5	24	5	1	8	0	0	15	4	1
Sorin Group	169	42	15	7	2	9	27	13	37	16	1
Integer	13	1	2	0	0	2	4	0	2	2	0
Merit Medical	92	3	3	1	4	3	0	3	47	26	2

Tabelle 11: Anzahl der Class 1 Events (eigene Quelle)

Hersteller	Anzahl der Class 1 Events	2017	2016	2015	2014	2013	2012	2011	2010	2009	2008
Medtronic	62	15	10	6	2	17	0	0	2	10	0
Boston Scientific	71	6	2	8	4	1	0	48	0	1	1
Abbott Laboratories	25	15	3	2	0	0	0	0	0	5	0

Johnson & Johnson	8	1	1	0	3	1	0	0	0	2	0
Edward Lifesciences	10	1	0	0	2	5	0	0	0	2	0
Terumo	1	0	0	0	0	0	0	0	1	0	0
C.R. Bard	3	0	1	0	0	2	0	0	0	0	0
Sorin Group	5	3	1	0	0	1	0	0	0	0	0
Integer	0	0	0	0	0	0	0	0	0	0	0
Merit Medical	5	1	0	0	0	0	0	1	2	1	0

Tabelle 12: Anzahl der Class 2 Events (eigene Quelle)

Hersteller	Anzahl der Class 2 Events	2017	2016	2015	2014	2013	2012	2011	2010	2009	2008
Medtronic	152	11	14	15	8	12	6	19	21	17	29
Boston Scientific	160	26	11	16	12	3	1	7	32	29	23
Abbott Laboratories	37	18	0	0	0	1	0	4	3	9	2
Johnson & Johnson	41	5	6	6	2	3	1	4	5	4	5
Edward Lifesciences	45	1	0	9	4	8	4	1	5	9	4
Terumo	324	21	9	10	14	19	100	64	42	6	39
C.R. Bard	58	3	23	5	1	6	0	0	15	4	1
Sorin Group	143	35	5	6	2	5	24	12	37	16	1
Integer	12	0	2	0	0	2	4	0	2	2	0
Merit Medical	86	2	3	1	4	3	0	2	45	25	1

Tabelle 13: Anzahl der potentiell risikobehafteten Geräte (eigene Quelle)

Hersteller	Potentiell risikobe-haftete Geräte	2017	2016	2015	2014	2013	2012	2011	2010	2009	2008
Medtronic	7.640.878	2.042.002	274.579	142.648	28.558	73.273	210.487	3.764.195	699.340	134.332	271.464
Boston Scientific	3.304.172	204.560	1.810.722	552.609	139.185	1	41.030	69.291	75.846	41.646	369.282
Abbott Laboratories	3.964.469	3.793.371	7.709	102.800	0	54.895	0	2.420	138	2.895	241
Johnson & Johnson	3.159.877	150.918	91.007	4.704	173.759	264	134	125.020	98.875	2.481.840	33.356
Edward Lifesciences	1.385.035	1.930	0	180.882	199.927	772.704	65.823	20	4.629	145.394	13.726
Terumo	9.448.897	726.659	1.407.137	28.045	337.141	39.257	5.142.043	1.616.816	60.297	35.447	56.055

C.R. Bard	92.356	7.842	53.187	8.247	300	5.971	0	0	3.279	10.425	3.105
Sorin Group	730.686	173.957	18.973	5.055	1.776	15.958	5.767	500.752	8.133	280	35
Integer	51.622	0	28.075	0	0	1.350	21.028	0	1.089	80	0
Merit Medical	560.611	64.150	1.657	1.445	2.186	1.724	0	66.368	138.838	37.259	246.984

4.5 Methodisches Vorgehen

Die Methodik der Analyse orientierte sich an der Technik des systematischen Reviews. Eingeschlossen wurden Primärdaten zu Marktanteilen von Herstellern und zur Häufigkeit von Vorkommnissen (Risikomeldungen) derselben. Der Studie liegt somit folgendes methodisches Vorgehen zugrunde:

- Datenbank-zentrierte Recherche
- Untersuchung von Vigilanzsystemen
- Nicht-randomisiert
- Retrospektive Studie

Es wurde beim methodischen Vorgehen von einer Grundgesamtheit der bekannten Marktanteile der Hersteller im jeweiligen Produktsegment ausgegangen (unabhängige Variable) und dementsprechend von der beschriebenen Stichprobengröße recherchierter Risikomeldungen/Herstellermaßnahmen als abhängige Variable. Die bereits erwähnten Finanzberichte der Hersteller (siehe Grundlagen der Untersuchung) stellen hierbei retrospektiv die fixe Größe in der Bemessungsgrundlage dar.

A. Kategorisierung der Studie

- Grundgesamtheit N (Anzahl der Hersteller multipliziert nach Jahren; 10x10 = 100)
- Untersuchungseinheit (Anzahl der recherchierten und erfassten Herstellermaßnahmen als Stichprobe)
- Merkmalsträger ist das spezifizierte Produktsegment
- Merkmale (definierte Variablen entsprechend den Hypothesen)
- Einheit der Größen (in Mrd./pro Jahr bzw. nur pro Jahr)
- Konfidenzintervall 95%
- Signifikanzniveau 0,05

B. Beschreibung der Datenerfassung und Datenorganisation

Hauptgrundlage der Studie sind die in der Database IMDD erfassten Risikomeldungen und Herstellermaßnahmen. Die Verlinkung der Originalquellen in der Database ermöglichte darüber hinaus, die jeweiligen nationalen Vigilanzsysteme zu sichten und die ursprünglich dort erfassten Maßnahmen zu dokumentieren. In der Database IMDD wurden die Maßnahmen nach Hersteller, Gerät und Risikoklasse, Ereignis, Risikoklassifizierung und Anzahl der verkauften Geräte kategorisiert. Obwohl der Untersuchung-/Erhebungszeitraum definiert und eingegrenzt wurde (Anfang 2008 bis Ende 2017), kann der Zeitpunkt der Herstellung/Vertreibung und auch der Eingang der Risikomeldung vor dem Jahr 2008 liegen. Es wurden jedoch, ausgehend vom angezeigten Status der Maßnahme, alle aufrechten Rückrufe/Maßnahmen erst ab dem Jahr 2008 erfasst. Somit wurde die Recherche der angegebenen Quelle wie folgt durchgeführt und die erforderlichen Daten dementsprechend erfasst:

- Nach Hersteller sortiert und gesichtet
- Nach Gerät zugeordnet
- Nach Ereignis bzw. Herstellermaßnahme ausgewertet und der jeweilige Datensatz für die Vergleichsmaßnahme erfasst
- In der erweiterten Datenorganisation wurde auch anhand der ursprünglichen Quelle die Risikoklasse und die Anzahl der vertriebenen Geräte in Bezug auf die jeweilige Maßnahme erfasst und dokumentiert

Nachfolgende Screenshots veranschaulichen die Reihenfolge der Untersuchung:

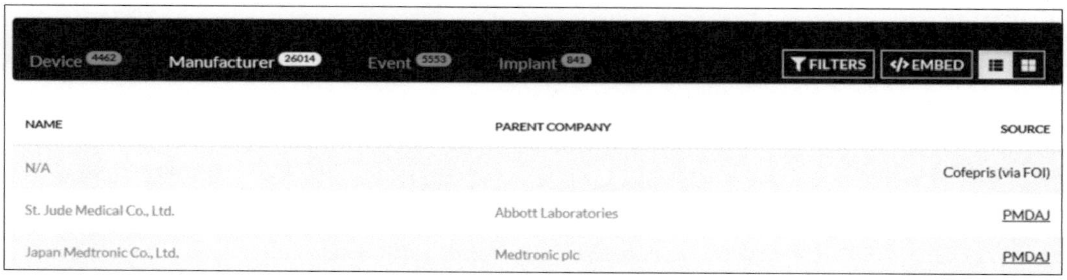

Abbildung 13: Nach Hersteller erfasste Maßnahme (IMDD, Database; Aufruf 19.3.2019)

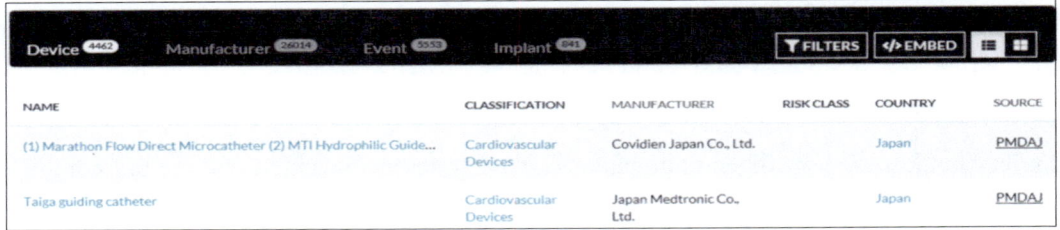

NAME	CLASSIFICATION	MANUFACTURER	RISK CLASS	COUNTRY	SOURCE
(1) Marathon Flow Direct Microcatheter (2) MTI Hydrophilic Guide...	Cardiovascular Devices	Covidien Japan Co., Ltd.		Japan	PMDAJ
Taiga guiding catheter	Cardiovascular Devices	Japan Medtronic Co., Ltd.		Japan	PMDAJ

Abbildung 14: Nach Gerät und Risikoklasse kategorisierte Meldung (IMDD, Database; Aufruf 19.3.2019)

NAME	DATE	DATE INITIATED	COUNTRY	SOURCE
Field Safety Notices about NexStent Carotid Stent	2008-06-17		Germany	BAM
Field Safety Notices about Chariot Guiding Sheath	2016-01-28		Germany	BAM

Abbildung 15: Zuordnung der Quelle nach Ereignis und Herstellermaßnahme (IMDD, Database; Aufruf 19.3.2019)

Die ursprüngliche Quelle (Source) wurde ebenfalls gesichtet und in der Datenorganisation ergänzt. Die jeweilige Risikoklassifizierung und die Anzahl der verkauften Geräte wurden zwecks valider Datenerhebung und Nachvollziehbarkeit der Studie im vorbereitenden Excel-file gelistet.

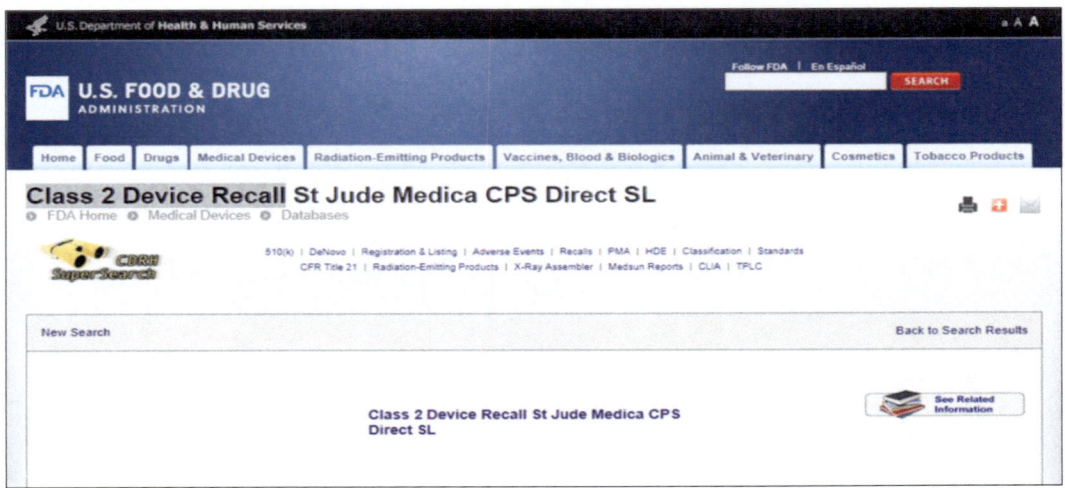

Abbildung 16: Erfassung nach Risikoklassifizierung, z.B. Class 2 Recall (FDA; https://www.accessdata.fda.gov/scripts/cdrh/cfdocs/cfres/res.cfm?id=51612; Aufruf 19.3.2019)

Action	By Letter dated March 20, 2007, customers were requested to returned affected product immediately to St. Jude Medical. St. Judes Sales Representative will be assisting customers in retrieving the subject inventory from their shelves.
	The firm instructed customers that if they should require further information regarding this issue, to contact the firm's Technical Service department at (800) 722-3774 or customers can contact local St. Jude Medical representative.
Quantity in Commerce	14,000
Distribution	Worldwide-including states of AZ, CA DC, FL GA, IN, KS, LA, MA, MD, ME, MI, MN, MS, NC, NH, NY, OH, PA, RI, TN, VA, and WI and countries of Austria, Belgium, Denmark, Finland, Netherlands, Sweden, France, Germany, Italy, UK, Spain, Portugal, Poland, Switzerland, Australia, New Zealand, Thailand, Hong Kong, Korea, Malaysia and Singapore.

Abbildung 17: Erfassung der vertriebenen Geräte (FDA; https://www.accessdata.fda.gov/scripts/cdrh/cfdocs/cfres/res.cfm?id=51612; Aufruf 19.3.2019)

C. Beschreibung der Datenmatrix

Als Grundlage für die weitere Verwertung der in Tabelle 9 bis Tabelle 13 erfassten Daten wurde eine Datenmatrix (Tabelle 14) erstellt. Wie dargestellt, wurden die jährlichen Daten in 10er Potenzen strukturiert. Anschließend wurde jeder Hersteller jährlich für den gesamten Zeitraum der Untersuchung mithilfe dieser Datenmatrix separat in einem Excel-Sheet erfasst. Dies ergab eine Datengrundlage von jeweils 10 Excel-Tabellen pro Hersteller, die aus Platzgründen nicht angeführt werden. Die Essenz der Daten lässt sich jedoch aus den präsentierten Daten der Tabelle 9 bis Tabelle 13 und dem Datensatz im Anhang (Anhang 1) nachvollziehen.

Tabelle 14: Datenmatrix als Grundlage für die statistische Erhebung (eigene Quelle)

Marktanteile (Net Sales) in Mrd. $ pro Jahr	0,1-1	1,1-2	2,1-3	3,1-4	4,1-5	5,1-6	6,1-7	7,1-8	8,1-9	9,1-10	mehr als 10	
Durchge-führte Maßnahmen pro Jahr	keine	1-10	11-20	21-30	31-40	41-50	51-60	61-70	71-80	81-90	91-100	über 100
Aufgetre-tene Class 1 Events pro Jahr	keine	1-10	11-20	21-30	31-40	41-50	51-60	61-70	71-80	81-90	91-100	über 100
Aufgetre-tene Class 2 Events pro Jahr	keine	1-10	11-20	21-30	31-40	41-50	51-60	61-70	71-80	81-90	91-100	über 100
Von den Maßnahmen potentiell betroffene Produkte pro Jahr	keine	1-10.000	10.001 - 20.000	20.001 - 30.000	30.001 - 40.000	40.001 - 50.000	50.001 - 60.000	60.001 - 70.000	70.001 - 80.000	80.001 - 90.000	90.001-100.000	über 100.000

D. Kodierung der Datenmatrix

Die in Tabelle 14 strukturierten Daten wurden anschließend ordinal skaliert kodiert und in weiterer Folge in Form von Variablen in den erforderlichen Datensatz *Kodierter Datensatz für die statistische Auswertung mittels SPSS* übergeleitet (Anhang 1). Hierbei wurden jedem einzelnen strukturierten Datenfeld der erforderliche ordinale Wert zwischen eins und maximal 12 erteilt. Die Variablen wurden im Vorfeld als Merkmale entsprechend der formulierten Hypothesen definiert. Die erforderliche Kodierung der Variablen eins und sechs (Jahre und Hersteller) wurde auf der Grundlage einer nominalen Skalierung vorgenommen. Aufgrund der eindeutigen Zuordnung der Jahre und Anzahl der Hersteller wurde hier keine separate Tabelle zur Erklärung erstellt. Die Nachvollziehbarkeit ist durch den Datensatz im Anhang gegeben. Ergänzend muss hier noch erwähnt werden, dass in Tabelle 15 zwei Mal die Variable vier angeführt ist. In der statistischen Auswertung bzw. bei der Frage nach den Rückschlüssen über einen Umgang mit dem Risikomanagement von Herstellern, wurden die beiden Datensätze addiert und als gemeinsame Variable vier ausgewertet. In der vorliegenden Tabelle wurden diese jedoch bewusst getrennt angeführt, um bei der abschließenden Diskussion auf die Hintergründe und Häufigkeit der jeweiligen Events im Detail eingehen zu können.

Tabelle 15: Kodierung der Daten für die statistische Auswertung (eigene Quelle)

Kodierung der Variablen	Datensatz als Grundlage der Kodierung (ordinale-Skalierung)											
Var2 = Marktanteile (Net Sales) in Mrd. $ pro Jahr	1 = 0,1-1	2 = 1,1-2	3 = 2,1-3	4 = 3,1-4	5 = 4,1-5	6 = 5,1-6	7 = 6,1-7	8 = 7,1-8	9 = 8,1-9	10 = 9,1-10	11 = mehr als 10	
Var3 = Durchgeführte Maßnahmen pro Jahr	1 = keine	2 = 0-10	3 = 11-20	4 = 21-30	5 = 31-40	6 = 41-50	7 = 51-60	8 = 61-70	9 = 71-80	10 = 81-90	11 = 91-100	12 = mehr als 100
Var4 = Aufgetretene Class 1 Events pro Jahr	1 = keine	2 = 0-10	3 = 11-20	4 = 21-30	5 = 31-40	6 = 41-50	7 = 51-60	8 = 61-70	9 = 71-80	10 = 81-90	11 = 91-100	12 = mehr als 100
Var4 = Aufgetretene Class 2 Events pro Jahr	1 = keine	2 = 0-10	3 = 11-20	4 = 21-30	5 = 31-40	6 = 41-50	7 = 51-60	8 = 61-70	9 = 71-80	10 = 81-90	11 = 91-100	12 = mehr als 100
Var5 = Von den Maßnahmen potentiell betroffene Produkte pro Jahr	1 = keine	2 = 0-10.000	3 = 10.001-20.000	4 = 20.001-30.000	5 = 30.001-40.000	6 = 40.001-50.000	7 = 50.001-60.000	8 = 60.001-70.000	9 = 70.001-80.000	10 = 80.001-90.000	11 = 90.001-100.000	12 = mehr als 100.00

E. Kodierter Datensatz für die statistische Auswertung

Für die statistische Auswertung wurde entsprechend der in Punkt D. beschriebenen Vorgehensweise der *Kodierte Datensatz für die statistische Auswertung mittels SPSS* erstellt. Der nachfolgende Tabellenkopf zeigt lediglich exemplarisch und als Ausschnitt die Tabellengliederung. Aufgrund des Datenumfangs wurde die komplette Tabelle im Anhang beigefügt. Mithilfe dieses Datensatzes wurden schlussendlich die einzelnen Tests durchgeführt.

Tabelle 16: Tabellenkopf – Kodierter Datensatz für die statistische Auswertung mittels SPSS (eigene Quelle)

Grund-gesamt-heit	Unter-suchungs-zeitraum / Jahre	Marktanteile / Unternehmens-größe	Anzahl der Maßnahmen	Umgang mit Risikomanagement	Gefährdung variiert bei Hersteller	Hersteller
N	var1	var2	var3	var4	var5	var6

Zur Anwendung kam das Statistikprogramm SPSS (Statistical Package for the Social Sciences) von der Firma IBM (International Business Machines Corporation). Je nach Untersuchung wurden die erforderlichen Variablenspalten entsprechend der einzelnen Fragestellungen getestet.

F. statistische Testauswahl

Da sich die Untersuchungen an den vorab definierten Hypothesen orientierten, standen für die statistische Auswertung nur zwei bestimmte Tests zur Auswahl. Der erste und zweite Test wurde mithilfe der nicht parametrischen Rangkorrelation nach Spearman-Rho durchgeführt. Dieser Test kam deshalb für beide Untersuchungen in Frage, weil die Messung eines Zusammenhangs jeweils zwischen zwei Variablen angestrebt wurde. Im ersten Test wurden die Unternehmensgröße nach Marktanteilen (Var2) und Anzahl der Herstellermaßnahmen (Var3) verglichen. Im zweiten Test wurde mithilfe der Variablen Var3 und Var4 Rückschlüsse auf das Risikomanagement von Herstellern untersucht. Die Untersuchung der dritten und vierten Hypothese wurde mithilfe des Kruskal Wallis Tests durchgeführt. Es handelte sich hierbei jeweils um unabhängige Stichproben und in beiden Variablen wurde Bezug auf den Hersteller genommen (Gruppenvariable). Somit waren die Voraussetzungen für eine Varianzanalyse nicht gegeben.

5 Ergebnisse der Arbeit

Das methodische Vorgehen und alle relevanten Schritte für die Studie wurden im vorherigen Kapitel detailliert beschrieben. In diesem Kapitel werden demzufolge die Ergebnisse der Studie präsentiert. Im Vorfeld jeder einzelnen Auswertung wird noch einmal kurz die Untersuchungsfrage aufgegriffen, die für die einzelne Entscheidung von Bedeutung ist. Die statistischen Entscheidungen schließen dann an den jeweiligen Testbericht an. Die Testberichte werden so in Tabellenform präsentiert, wie sie als Auswertung aus dem Software-Programm exportiert wurden.

1. Hypothese

$H_{0.1}$:   Es gibt keinen Zusammenhang zwischen Größe des Unternehmens und Anzahl von Herstellermaßnahmen

$H_{1.1}$:   Es gibt einen Zusammenhang zwischen Größe des Unternehmens und Anzahl von Herstellermaßnahmen

Tabelle 17: Nichtparametrisches Verfahren der Rangkorrelation nach Spearmans Rho; Vergleich der Unternehmensgröße und Anzahl der Herstellermaßnahmen (eigene Quelle)

Korrelationen			Marktanteile / Unternehmensgröße	Anzahl der Maßnahmen
Spearman-Rho	Marktanteile / Unternehmensgröße	Korrelationskoeffizient	1,000	,375[**]
		Sig. (2-seitig)	.	,000
		N	100	100
	Anzahl der Maßnahmen	Korrelationskoeffizient	,375[**]	1,000
		Sig. (2-seitig)	,000	.
		N	100	100
**. Die Korrelation ist auf dem 0,01 Niveau signifikant (zweiseitig).				

Im statistischen Ergebnis zeigt sich, dass es einen höchst signifikanten Zusammenhang zwischen der Größe eines Unternehmens und der Anzahl von Maßnahmen gibt. Daher wird die Nullhypothese verworfen und die Alternativhypothese angenommen. Auf der Grundlage dieser Auswertung wird ein Zufall in dieser Hinsicht demnach ausgeschlossen.

2. Hypothese

$H_{0.2}$:   Die Anzahl der Herstellermaßnahmen lässt bei Herstellern keine Rückschlüsse auf den Umgang mit Risikomanagement zu

$H_{1.2}$:   Die Anzahl der Herstellermaßnahmen lässt bei Herstellern Rückschlüsse auf den Umgang mit Risikomanagement zu

Tabelle 18: Nichtparametrisches Verfahren der Rangkorrelation nach Spearmans Rho; Vergleich der Herstellermaßnahmen und Umgang mit Risikomanagement (eigene Quelle)

Korrelationen			Anzahl der Maßnahmen	Umgang mit Risikomanagement
Spearman-Rho	Anzahl der Maßnahmen	Korrelationskoeffizient	1,000	,631**
		Sig. (2-seitig)	.	,000
		N	100	100
	Umgang mit Riskmanagement	Korrelationskoeffizient	,631**	1,000
		Sig. (2-seitig)	,000	.
		N	100	100
**. Die Korrelation ist auf dem 0,01 Niveau signifikant (zweiseitig).				

Bei der Untersuchung der zweiten Hypothese zeigt sich ebenfalls sehr eindeutig, dass die Nullhypothese verworfen werden muss. Am Testergebnis lässt sich am positiven Korrelationskoeffizient ein starker Zusammenhang erkennen, der höchstsignifikant ist. Daher können Rückschlüsse aus der Anzahl der Maßnahmen auf den Umgang mit dem Risikomanagement gezogen werden. Weitere Rückschlüsse oder die nähere Betrachtung dieser Auswertung sollen aber an dieser Stelle noch nicht thematisiert werden.

3. Hypothese

$H_{0.3}$: Bestimmte Hersteller haben keine höhere Anzahl risikobehafteter Medical Devices

$H_{1.3}$: Bestimmte Hersteller haben eine höhere Anzahl risikobehafteter Medical Devices

4. Hypothese

$H_{0.4}$: Die Gefährdung variiert nicht bei der Verwendung von Medical Devices bestimmter Hersteller

$H_{1.4}$: Die Gefährdung variiert bei der Verwendung von Medical Devices bestimmter Hersteller

Tabelle 19: Test nach Kruskal-Wallis-Test; Herstellervergleich auf risikobehaftete Medical Devices und Gefährdungen bei der Verwendung (eigene Quelle)

Statistik für Test a,b	Umgang mit Risikomanagement	Gefährdung variiert bei Hersteller
Chi-Quadrat	41,843	41,380
df	9	9
Asymptotische Signifikanz	,000	,000
a. Kruskal-Wallis-Test		
b. Gruppenvariable: Hersteller		

Das Testergebnis der dritten und vierten Untersuchung zeigt in beiden Fällen einen p-Wert an, bei denen sich ein höchstsignifikanter Zusammenhang erkennen lässt. In diesen Tests konnte von der Ausgangslage her für beide Untersuchungen Bezug auf den Hersteller genommen werden. In der dritten Untersuchung, die der Frage nachging, ob bestimmte Hersteller eine höhere Anzahl potentiell risikobehafteter Medical Devices am Markt haben oder nicht, wurde der Test unter dem Aspekt durchgeführt, wie sich der Umgang des jeweiligen Herstellers mit dem Risikomanagement gestaltet. Parallel wurde im vierten Test untersucht, ob die Gefährdung bei der Verwendung von Medical Devices bestimmter Hersteller variiert. Aufgrund der eindeutigen Ergebnisse werden somit auch hier die Nullhypothesen verworfen und die Alternativhypothesen aufrechtgehalten. Der abschließende Bericht der Mittelwerte (siehe folgende Tabelle) zeigt überdies hinaus, welche Differenzen zwischen den Herstellern vorhanden sind. In allen drei benannten Vergleichen (Anzahl der Maßnahmen, Umgang mit Risikomanagement, Gefährdung variiert bei Hersteller) kann somit festgestellt werden, es gibt zwischen den Herstellern zum Teil gravierende Unterschiede.

Tabelle 20: Bericht der Mittelwerte (Teil 1); (eigene Quelle)

Hersteller		Anzahl der Maßnahmen	Umgang mit Risikomanagement	Gefährdung variiert bei Hersteller
1	Mittelwert	3,90	10,90	5,00
	N	10	10	10
	Standardabweichung	,876	2,601	1,054
2	Mittelwert	4,20	9,10	5,40
	N	10	10	10
	Standardabweichung	1,814	3,542	1,350

Tabelle 21: Bericht der Mittelwerte (Teil 2); (eigene Quelle)

3	Mittelwert	2,20	4,30	3,20
	N	10	10	10
	Standardabweichung	1,135	4,398	1,135
4	Mittelwert	2,00	8,10	3,50
	N	10	10	10
	Standardabweichung	,000	4,701	,527
	Mittelwert	2,10	6,60	3,30
	N	10	10	10
	Standardabweichung	,568	5,016	,675
6	Mittelwert	4,90	8,90	5,70
	N	10	10	10
	Standardabweichung	3,107	3,446	3,057
7	Mittelwert	2,10	2,40	3,30
	N	10	10	10
	Standardabweichung	,876	1,713	1,160
8	Mittelwert	3,20	4,20	4,30
	N	10	10	10
	Standardabweichung	1,398	4,131	1,337
9	Mittelwert	1,60	1,90	2,50
	N	10	10	10
	Standardabweichung	,516	1,197	,527
10	Mittelwert	2,50	5,30	3,90
	N	10	10	10
	Standardabweichung	1,434	4,244	1,792
Insgesamt	Mittelwert	2,87	6,17	4,01
	N	100	100	100
	Standardabweichung	1,727	4,566	1,709

6 Diskussion

Im letzten Kapitel wurden die Ergebnisse der Studie und die entsprechenden Entscheidungen für die Aufrechterhaltung bzw. Verwerfung der jeweiligen Hypothesen präsentiert. Dieses Kapitel soll nun als Diskussion den Bezug zum fachlichen Kontext der Thematik und zur realen Situation am Medizintechnik-Markt herstellen. Um hier die richtige Perspektive zum Stand der Forschung einnehmen zu können, soll weiterhin in diesem Zusammenhang auch Bezug zu den eingangs referenzierten Studien genommen werden (Kapitel 2.3). Die angeführten Studien deuteten schon an, dass die Thematik der Arbeit im untersuchten Kontext weit umfassender behandelt werden muss, als es im Rahmen der hier durchgeführten Studie möglich ist. Trotzdem soll die Diskussion dahingehend geführt werden, die richtigen Zusammenhänge herzustellen und somit die erforderlichen Schlüsse zu ziehen. In diesem Sinne werden die präsentierten Ergebnisse nicht nur im Hinblick auf die Studien beleuchtet werden müssen. Die eingangs beschriebene Marktsituation konnte z.B. generell nicht losgelöst vom Gesundheitswesen an sich betrachtet und eingeordnet werden. Somit lag der Schwerpunkt im theoretischen Teil vordergründig in der Darstellung der komplexen Marktsituation für Medical Devices und in der bestmöglichen Erfassung und Dokumentation aller zugänglichen Informationen über die studienrelevanten Herstellermaßnahmen. In der Abhängigkeit zu den Herstellern und Lieferanten zeigte sich, wie die Ökonomie die Nachfrage in Gesundheitseinrichtungen ausnutzen und Preise bestimmen und manipulieren kann. Eine Einflussnahme auf die Platzierung bestimmter Produkte in Spitälern bzw. Gesundheitseinrichtungen ist dadurch scheinbar möglich. Da es bei der Ausstattung z.B. von Medical Devices in Krankenhäusern um viel Geld für diese Einrichtungen geht, kann somit im Falle von Fehlfunktionen oder unerwünschten Ereignissen nicht unbedingt davon ausgegangen werden, dass Hersteller dieser Gerätschaften diskreditiert werden. Diese Abhängigkeiten konnten schon im Vorfeld der Studie durch die durchgeführten Recherchen und die entsprechende Dokumentation im beruflichen Umfeld wahrgenommen werden. Viele medizintechnische Abteilungen planen von ihrem Budget her über Jahre hin sowohl die Ausstattung eines Krankenhauses mit Medical Devices als auch in weiterer Folge, für den gesamten Lebenszyklus der Geräte, die Wartung und Betreuung durch ausgewählte Hersteller. Große Hersteller können in dieser Hinsicht durch attraktive Angebote und Verträge Einfluss nehmen, um der jeweiligen Gesundheitseinrichtung aufgrund deren wirtschaftlichen Situation entgegen zu kommen. Da es hier Langzeitverträge gibt, werden die Hersteller zwangsläufig bei

Defekten oder Ausfällen angefordert. Wie in solchen Fällen in weiterer Folge mit unerwünschten Ereignissen oder Vorkommnissen umgegangen wird, kann schlussendlich nicht zur Gänze geklärt werden. Naheliegend ist, dass kaum eine Gesundheitseinrichtung Interesse an finanziellen Einbußen oder negativer Berichterstattung hat. Die so potentiell beeinflussten oder kompromittierten Einrichtungen sehen sich möglicherweise nach Vorkommnissen nicht in der Lage, die erforderlichen Maßnahmen zu treffen und eine objektive Prüfung bestimmter Geräte zu gewährleisten bzw. verpflichtende Risikomeldungen abzusetzen. Hier ist unter anderem auch die in der Literaturarbeit angedeutete Dunkelziffer nicht getätigter Risikomeldungen einzuordnen, die seitens des medizinischen Personals erfolgen sollte. Die in Kapitel 2.3 angeführte erste umfassende Studie und Publikation zu diesem Thema, „To Err is Human: Building a Safer Health System" (Kohn et al., 1999), brach erstmalig die Mauer des Schweigens in Bezug auf medizinische Fehler und Versäumnisse bei der Patientensicherheit im Gesundheitswesen. In dieser Studie wurde dieses Thema stark diskutiert und darüber hinaus auf allgemeine Unregelmäßigkeiten hingewiesen bzw. diese statistisch untersucht. Korrigiert im Sinne des Public Health wurde durch diese Studie somit die bis dato öffentliche Wahrnehmung, dass die medizinische Profession immer fehlerlos arbeitet. Somit bekam auch die Anspruchshaltung der Null-Fehler-Toleranz in medizinischen Kreisen sowohl einen Makel als auch eine empirisch belegte Reflektion entgegengehalten. Die vielfältigen beschriebenen Einflüsse der benannten Publikation konnten in der hier vorliegenden Studie natürlich nicht alle untersucht geschweige denn berücksichtigt werden. Im Kontrast zu der hier bearbeiteten Studie sind die Vorgänge und Abhängigkeiten in den verschiedenen Krankenhäusern anders beurteilt worden. Das hier beschriebene mögliche Naheverhältnis zu Herstellern könnte demnach ein neues Licht auf Gesundheitseinrichtungen werfen und die Tragweite ökonomischer Entscheidungen konkreter verdeutlichen. Nichtsdestotrotz zeigt sich, dass der menschliche Irrtum als Fehlerfaktor und die Notwendigkeit für die Gestaltung sicherer Gesundheitssysteme, nach wie vor aktuell sind. Hier kann der Rahmen der Verantwortung auf jeden Fall jetzt schon größer definiert werden und alle Hersteller für Medical Devices einbezogen werden. Es kann aufgrund der durchgeführten Recherchen nahegelegt werden, dass Hersteller einer bestimmten Größe und mit weitreichendem Einfluss in der Lage sind, ihre Marktdominanz in bestimmten Gesundheitseinrichtungen aufzuzeigen. Auch in diesem Sinne wurde die grundlegende Forschungsfrage dieser Arbeit formuliert, inwieweit ein Zusammenhang zwischen der Größe von medizintechnischen Unternehmen besteht, gemessen an ihren Marktanteilen, und der Anzahl von

Herstellermaßnahmen nach Risikomeldungen. Wie schon in Kapitel 3.4.3 dargelegt, ist die Erfassung der Herstellermaßnahmen seitens der Behörden der erste Schritt im Rahmen der gesetzlichen Meldepflicht. Die Hersteller sind in diesem Rahmen für den Inhalt der Kundeninformation selbst verantwortlich und müssen demnach mit dem medizinischen Personal im proaktiven Austausch in Bezug ihrer Medical Devices stehen. Die jeweilige nationale Behörde kann in den meisten Fällen unerwünschter Ereignisse nur aufgrund der Meldung und angekündigten Maßnahmen aktiv werden und in weiterer Folge strategisch Public Health Entscheidungen für das Gesundheitswesen mit beeinflussen oder treffen. Auch wenn viele nationale Gesundheitsbehörden sehr aktiv und zielgerichtet ihre Verantwortung auf allen Ebenen der Produktüberwachung wahrnehmen, so ist auf internationaler Ebene keine einheitliche Erfassung von Risikomeldungen vorhanden. Wie in Kapitel 3.4 verdeutlicht, kann es häufig vorkommen, dass mit derselben internationalen Risikomeldung auf nationaler Ebene unterschiedlich umgegangen wird. Die Untersuchung in diesem Zusammenhang musste also die Vorgehensweise der Hersteller und ihre innerbetrieblichen Ansätze des Risikomanagements greifbarer machen. Aus der Formulierung der vier Hypothesen wurde schlussendlich die Grundlage für die eigentliche Studie gelegt. Im Vorfeld wurde angenommen, dass ab einer gewissen Unternehmensgröße ein verantwortlicher Umgang mit Risiken bei der Herstellung und beim Einsatz von Medical Devices erkennbar wird. Aufgrund der Unternehmensgröße und der Anzahl der am Markt vorhanden Geräte, sollten sich besonders größere Hersteller ihrer Verantwortung bewusst sein, die sie für ihre Produkte am globalen Gesundheitsmarkt haben. Aus diesem Grund wurde weiterhin angenommen, dass sich auch die Anzahl von unerwünschten Ereignissen mit Medical Devices größerer Hersteller, verglichen mit anderen Herstellern, in einem vertretbaren Maß halten würde. Es wurde auch davon ausgegangen, dass mit der steigenden Präsenz am Markt und den offensichtlich besseren finanziellen Mitteln, diese Verantwortung in einem größeren Ausmaß wahrgenommen wird. Dieser Annahme (These) sollte die Studie nachgehen. Dazu wurde in der eingangs erfolgten Literaturarbeit in Kapitel 3 ausführlich dargelegt, inwieweit sich Vorkommnisse auf Gesundheitssysteme auswirken. Hierbei konnte schon aufgrund der Recherchen festgestellt werden, dass bei einigen Herstellern im erheblichen Maße der kostenintensive Umfang der Risikobewertung von Medical Devices eingeschränkt wird. Diesbezüglich wurde auch als eine Zielsetzung der Arbeit die Formulierung und Wahrnehmung eines Risikoprofiling im Global Health festgelegt. Der Begriff Risikoprofiling wurde diesbezüglich schon im Vorfeld definiert (Kapitel 2.1) und ist im Prinzip die nutzbare Erstellung eines Gesamtbildes, um potentielle bzw. vorhandene Risiken zu erkennen und bestmöglich zu vermeiden (Müller, 2017). Im Kontext der Arbeit kann das so verstandene Risikoprofiling mehr Transparenz und Sicherheit für die Regulierung von Medical Devices bedeuten, um auszuschließen, dass Unternehmen risikobehaftete Medical Devices ohne ausreichende Tests auf den Markt bringen. Entscheidungen im Gesundheitswesen können aufgrund der komplexen Natur der Inputs und Bedürfnisse für bestimmte Bereiche ein komplizierter Prozess sein. Auch wenn im Public Health auf diesem Gebiet, vor allem durch die FDA, schon viel erreicht wurde, es bedarf einer größeren Aufmerksamkeit für faktengestützte Annäherung an spezifische Themen, wie die Marktüberwachung von Medical Devices. Die eigenverantwortliche Wahrnehmung einer Risiko-Nutzen-Abwägung muss deshalb immer betont werden, auch wenn sich Hersteller von Medical Devices mit vielen Herausforderungen bis zur Zulassung am Markt konfrontiert sehen. Schlussendlich sollen Produkte von Herstellern sicher auf den Markt gebracht und auch beobachtet werden. In der Literaturarbeit wurde in diesem Zusammenhang festgestellt und aufgezeigt, dass sich Hersteller von Medical Devices diesbezüglich aus unterschiedlichen Gründen sehr verschieden im Rahmen ihrer gesetzlichen Verantwortung bewegen. Public Health Entscheidungen müssen deswegen in diesem Themengebiet auf der Basis von bestmöglich verfügbaren Daten und Fakten getroffen werden. Risikoprofiling im Gesundheitswesen kann und sollte deshalb analytisch Ursachenforschung betreiben und eine Basis für faktengestützte Untersuchungen anbieten (Swiss Bundesamt für Gesundheit, 2019). Obwohl natürlich der Ausgang aller Untersuchungen in dieser Arbeit im Vorfeld als ungewiss vorausgesetzt werden musste, waren in der Literaturarbeit schon Anzeichen vorhanden, dass dieser Annahme nicht Rechnung getragen werden könnte. Es konnte jedoch bei allen durchgeführten Tests nachgewiesen werden, dass in den Untersuchungen Zusammenhänge zwischen den definierten Merkmalen und darüber hinaus z.T. gravierende Unterschiede zwischen den Herstellern diesbezüglich vorhanden waren. Betrachtet man nun das Ergebnis der ersten Untersuchung für die Fragestellung, ob es einen Zusammenhang hinsichtlich der Größe von Herstellern in der Medizintechnik-Branche, gemessen an ihren Marktanteilen, und der Häufigkeit von Maßnahmen nach Risikomeldungen, konnte aufgrund der statistischen Auswertung ein höchstsignifikanter Zusammenhang festgestellt werden. Die Anzahl der Herstellermaßnahmen korreliert demnach mit der Unternehmensgröße. Dieses Ergebnis lässt darauf schließen, dass je größer ein Unternehmen ist, desto mehr werden Herstellermaßnahmen eingeleitet bzw. müssen eingeleitet werden. Schon vor dem Hintergrund der Untersuchung konnte anhand der erhobenen Daten vermutet werden, dass unabhängig von Unternehmensgröße eine Proportion bei der Registrierung von Risikomeldungen vorhanden ist. Dahingehend hat sich somit das Testergebnis bestätigt. Das Ergebnis des Tests legt somit die Erkenntnis nahe, größere Hersteller haben im Vergleich zu kleineren Herstellern auch ein höheres Aufkommen an Herstellermaßnahmen. Diese Erkenntnis kann gleichwohl verwirrend als auch nachvollziehbar eingestuft werden. Geht man davon aus, dass größere Unternehmen finanziell besser aufgestellt sind, kann das Ergebnis überraschen und dahingehend gedeutet werden, größere Unternehmen investieren nicht genug in die Sicherheit von Medical Devices. Andererseits muss klar sein, dass Unternehmen mit einer größeren Marktpräsenz auch mehr Medical Devices im Einsatz haben, welche technisch beeinträchtigt sein können. Um ein breiteres Verständnis für die Aussage eines solchen Testergebnisses zu erhalten, muss explizit das untersuchte Produktsegment noch einmal betont werden. Einen großen Anteil an Medical Devices der Kardiovaskulären Gerätschaften stellen die Implantable Medical Devices (IMDs) dar. Diese haben als Segment der Medizintechnik-Branche über die letzten Jahre eine signifikante Aufmerksamkeit von Forschung, Finanzanalysten und anderen erhalten. Auch wenn IMDs in verschiedenen Arten von Operationen verwendet werden, ihr bevorzugtes Einsatzgebiet sind kardiologische und orthopädische Prozeduren. Dank dem technologischen Fortschritt können mit IMDs medizinisch Wege beschritten werden, um Erkrankungen an Herz und Skelett behandeln zu können. In der Regel sind diese Medical Devices teuer und können somit für bestimmte Hersteller sehr lukrativ sein. Der Markt hierfür hat jedoch zum allgemeinen Medizintechnikmarkt gewisse Unterscheidungs-merkmale. Unternehmen sehen sich, bevor sie den Markt betreten dürfen, in diesen Produktbereichen zuallererst mit einer Vielzahl von Barrieren konfrontiert. Darunter fallen hohe Forschungs- und Entwicklungskosten, die Zulassung, Patente und nicht zuletzt die Überzeugungskraft, ihre Produkte an die Kunden zu verkaufen (Report Congress, 2017, S. 221). Daher ist hier das Thema Risikoprofiling besonders beachtenswert, weil die Sicherheit und Effektivität dieser Geräte hohe Priorität für Global Health haben. Risiken können gerade in diesem Bereich in hohem Grade falsch eingeschätzt oder in Kauf genommen werden, weil der Fokus vordergründig zu sehr auf den Umsatz gerichtet ist und dann erst auf die Sicherheit des Patienten. Wenn Medical Devices nicht ausreichend geprüft sind und zudem keine klinischen Daten aufweisen, ist der Nachweis der sicheren Verwendbarkeit eher fragwürdig (Sweet et al., 2011, S. 40). Hier können klinische Daten das richtige Verständnis von den Auswirkungen auf die individuelle menschliche Gesundheit eines Medical Device über einen definierten Zeitraum liefern und dazu beitragen, das Erfordernis intensiverer Risikoanalysen zu verdeutlichen. Es gibt große Debatten in der Medizintechnik-Branche, ob die klinischen Studien für eine Gesamtpopulation angemessen sind. Es ist natürlich schwierig, zufällige klinische Tests durchzuführen, wenn Medical Devices für spezifische Anwendungen entwickelt werden und nicht die ganze Population betreffen. Regulierungsbehörden sind herausgefordert, Graubereiche der Zulassung im Rahmen von klinischen Tests zu platzieren und Daten aus Langzeitstudien Gewissheit werden zu lassen, ob Medical Devices tatsächlich sicher und effektiv sind (Blake, 2013). Diese Notwendigkeit kann im Kontext der nächsten angeführten Studie „Medical Device Epidemiology and Surveillance", (Brown et al., 2007), als Bestätigung bzw. Ergänzung eingeordnet werden, Regulierungen von Medical Devices zielgerichteter zu manifestieren. Die grundlegende Anforderung wird in dieser Hinsicht gestützt, Patientensicherheit muss die alles bestimmende Grundlage des regulierenden Handelns sein. Daher muss diese Erkenntnis dazu beitragen, effektive Mechanismen zur Vermeidung und zum Erkennen von typischen Problemen mit Medical Devices zu etablieren. Aus diesem Verständnis kann auf den nächsten Test der hier vorliegenden Arbeit verwiesen werden, der sich an die erste Fragestellung anschließt. Hier ging die zweite Untersuchung der Frage nach, ob Rückschlüsse auf das Risikomanagement von Herstellern aufgrund der Anzahl von eingeleiteten Maßnahmen gezogen werden können. Diese Untersuchung konnte als Ergänzung zum ersten Test die Tendenz bestätigen, dass die Größe eines Unternehmens kein höheres Engagement im Umgang mit Risiken aufweist. Die aufgestellte These, dass mit einem größeren Marktanteil eine die Anzahl der Maßnahmen geringer sind, lassen somit nicht auf ein ausgeprägteres Risikomanagement bei den betroffenen Herstellern schließen. Demzufolge konnte festgestellt werden, dass es zwischen der Fehleranfälligkeit von Medical Devices und dem Risikomanagement der Hersteller beim Herstellungsprozess signifikante Zusammenhänge gibt. Es scheint daher möglich zu sein, dass ein vermehrtes Aufkommen an in Kauf genommenen Ereignissen die getroffenen Maßnahmen im Feld bewusst unterstützen, wenn nicht sogar unterstützen sollten. Es könnte sich so der Anhaltspunkt bestätigen, dass eine bewusste Einsparung bei den Risikomaßnahmen Kalkül ist, da sich die Kosten für Maßnahmen im Feld deutlich von den Kosten für die Risikomaßnahmen im Vorfeld der Produktzulassung unterscheiden könnten. Die untersuchten Fehlermeldungen deuten trotz verschiedener Ursachen darauf hin, dass sich die Herangehensweise an die Korrekturmaßnahmen im Handlungsrahmen bei bestimmten Herstellern ähneln. Somit wird die Erkenntnis aus der ebenfalls referenzierten Studie „Surveillance of Medical

Device – Related Hazards and Adverse Events in Hospitalized Patients" (Samore et al., 2004) gestützt bzw. ergänzt, die eine konkrete Häufigkeit medizinproduktassoziierter Risiken feststellen konnte. Obwohl diese Studie einen anderen Ansatz verfolgte und die Methoden zur Identifizierung von Medical Devices Problemen im Fokus hatte, wurden schon erste Schritte zur Auseinandersetzung mit der Risikomaßnahmen unternommen. Im Einklang mit der hier vorgelegten Studie, betont auch diese Studie die Dringlichkeit von Untersuchungen medizinprodukteassoziierter Vorfälle. Im Prinzip kann hier somit auf die nächste Studie der vorgelegten Arbeit verwiesen und das Augenmerk auf die Hersteller gerichtet werden. Die dritte Untersuchung wurde direkt mit Bezug auf die Hersteller durchgeführt. Dieser Test bestätigte eine höhere Anzahl potentiell risikobehafteter Medical Devices bei bestimmten Herstellern am Gesundheitsmarkt. Es wurde bereits mit dem zweiten Test bestätigt, dass es einen Unterschied beim Umgang mit dem Risikomanagement bei bestimmten Herstellern gibt. Mit der Erkenntnis aus dem dritten Test kann darauf verwiesen werden, dass sich aufgrund der höheren Anzahl potentiell risikobehafteter Medical Devices von bestimmten Herstellern am Markt auch Auswirkungen auf Global Health abzeichnen. Aufgrund einer erkennbaren Gefährdungssituation durch bestimmte Hersteller, werden somit nationale Gesundheitssysteme global herausgefordert, diese Hersteller und deren Produkte am Markt unter diesem Aspekt zu bewerten. Sie müssen sich dabei im Sinne des Public Health mit der Gesundheit der Bevölkerung und in dieser Hinsicht mit Fragestellungen zur Verbesserung derselben auseinandersetzen. Die Herausforderung wird dabei sein, ein interdisziplinäres Fachwissen in einem zunehmend komplexen Gesundheitswesen zu integrieren. Die Herausforderungen und Bedrohungen der öffentlichen Gesundheit ändern sich mit dem Umfeld und der Zeit auch in Bezug auf die Hersteller der unterschiedlichen Medical Devices. Um Probleme und Fragen des Public Health meistern und beantworten zu können, ist neben der Schaffung eines gesetzlichen Auftrages vor allem die Verfügbarkeit relevanter aktueller Informationen notwendig. Behauptungen müssen für einen soliden Nachweis mit epidemiologischem Zahlenmaterial belegt werden. Einen Zahlenansatz hierfür liefert der durchgeführte dritte Test. Da die Forderung nach einem explizit definierten Vorgehen bei der Entscheidungsfindung auch für Public Health gilt, müssen als Handlungsgrundlage Fakten zugrunde liegen (Swiss Bundesamt für Gesundheit, 2019). Weil die Globalisierung auch hier fundamental die bisher vorhandenen Strukturen dieser Branche verändert, sind in den Herausforderungen grenzüberschreitende Strategien notwendig. Gemeinsame Bemühungen im Global Health Kontext haben das

Potential, das Leben der Menschen im globalen Umfang zu verbessern. Weil sich Global Health mit den großen Herausforderungen in Public Health auseinandersetzt, unterscheidet es sich in diesem Sinne von Public Health, weil die Herausforderungen weltweit für große Populationen vorhanden sind. Lösungen sollten somit die Herstellung, die Gesetzgebung, die Politik und die Wirtschaft umfassen (Harvard – Global Health, 2019). In dieser Hinsicht wird die globale Ernsthaftigkeit durch die Erkenntnis der vierten und somit letzten Untersuchung untermauert. Diese ging der Frage nach, ob die Gefährdung bei der Verwendung von Medical Devices bestimmter Hersteller variiert. Hier würde sich bei einer Bestätigung die beschriebene und diskutierte globale Auswirkung in einem bedeutsamen Ausmaß schon aufgrund vorhandener Marktanteile aufzeigen. Es hat sich dann auch im letzten Test bestätigt, dass bei der Anzahl der risikobehafteten Medical Devices bestimmter Hersteller am Markt eine höhere Gefährdung für Patienten bzw. Nutzer bei der Verwendung deren Devices vorhanden ist. Es wurde schon erwähnt, dass dies insofern bemerkenswert ist, weil das untersuchte Produktsegment im Global Health eine besondere Beachtung bei Behandlung von Herz-Kreislauferkrankungen findet. Vor allem in diesem sensiblen Bereich der Patientensicherheit muss diese Erkenntnis eine erhöhte Aufmerksamkeit erhalten, um die Hersteller ins Visier einer besseren Kontrolle nehmen zu können, die mit der ihnen anvertrauten Verantwortung scheinbar skrupellos umgehen und im ökonomischen Interesse rücksichtslos ihren Profit generieren. Die referenzierte Studie, „Recalls of Cardiac Implants in the last decade: What lessons can we learn?" (Zhang et al., 2015), machte in diesem Zusammenhang schon deutlich, dass eine strukturierte Analyse der Gründe, warum Rückrufe getätigt werden, wichtige Erkenntnisse für weltweit effektive Meldesysteme im Sinne der Patientensicherheit bedeuten könnten. Werden Technologien als angewandte Wissenschaft betrachtet, die der Gesellschaft dienen sollen, kann so ein positiver Mehrwert im Hinblick auf Risikoforschung generiert werden. Da Innovationen im medizintechnischen Bereich in immer kürzeren Zeiträumen auf den Markt kommen, muss die Risikoforschung im öffentlichen Interesse vorbei an den wirtschaftlichen Zielsetzungen betrieben werden und sich den Innovationen anpassen. Trotzdem müssen sich alle Beteiligten in diesen Herausforderungen bewusst machen, dass neue und aufkommende Technologien in der Regel auch immer neue Risiken bedeuten. Es ist mit Sicherheit eine Herausforderung für alle Beteiligten, mit den Risiken in einer verantwortungsvollen Weise so umzugehen, dass die Patientensicherheit garantiert werden kann. Vorhandene Regularien müssen dementsprechend neu adaptiert werden (Geertsma et al., 2007, S. 9). Risiken beim Einsatz von Medical Devices sind, anders als z.B. bei spezifischen Krankheiten, nur schwer zu beziffern. Weil schwere Produktmängel nur selten unmittelbar tödliche Auswirkungen haben, zeigen offizielle Zahlen in der Europäischen Union aus Risikomeldungen zur Mortalität hier nicht unbedingt ein hochprioritäres Problem auf. Die umfangreiche Recherche des Internationalen Konsortium Investigativer Journalisten (ICIJ), „Implant Files" (Database Faulty Medical Devices, 2019), hat in hohem Maß dazu beitragen können, eine global ausufernde Dimension von katastrophalem Umgang mit Implantaten und Medical Devices aufzuzeigen. Diese in allen Teilen der Welt und in allen Bereichen von medizinischen Einrichtungen dokumentierten Vorkommnisse konnten belegen, es ist noch ein erheblicher Handlungsbedarf bei der Untersuchung von Produktmängeln in der Langzeitwirkung vorhanden. Im Bereich der Gelenkendoprothetik oder bei diversen Implantaten entwickeln sich potentiell negative Auswirkungen oftmals sehr langfristig und sind nur schwer abzuschätzen. Individuelle und gesellschaftliche Konsequenzen lassen sich daher nur unvollständig widerspiegeln. Volkswirtschaftlich betrachtet sollte das Thema Patientensicherheit bei der Gestaltung von nationalen Gesundheitssystemen jedoch ein wichtiges Anliegen sein. In ihrer „Empfehlung zur allgemeinen Patientensicherheit" hat die Europäische Kommission 2014 die hohe vermeidbare Mortalität und Morbidität bestätigt. Darin werden ihre Mitgliedsstaaten aufgefordert, Patientensicherheit als vorrangiges Thema in ihre gesundheitspolitischen Strategien aufzunehmen (Brandhorst et al., 2017, S. 578). In Bezug auf die Marktbeobachtung konnte EU-weit festgestellt werden, dass Schwachstellen im Medizinprodukterecht und bei dessen Umsetzung behoben werden können und müssen. Vigilanzsysteme sollten so ausgebaut werden, dass gewonnene Erkenntnisse all diejenigen erreichen, die darauf reagieren müssen. Dies betrifft vor allem Hersteller ähnlicher Produkte, Betreiber, Anwender und ggf. auch Patienten. Um die Patientensicherheit grundlegend voranzutreiben und bestmöglich zu gewährleisten, müssen Forschung, Hersteller, Betreiber und Anwender eng zusammenarbeiten. Ein Austausch von Beobachtungen und Erkenntnissen zu Risiken und deren Beherrschbarkeit ist dazu die Voraussetzung. Dem nationalen Vigilanzsystem für Medizinprodukte sollte dabei eine Schlüsselrolle zufallen (Gausmann et al., 2015, S. 6 bis 9). Zum Abschluss der Diskussion muss ergänzend erwähnt werden, dass die Testergebnisse einen Beitrag zur Epidemiologie und Marktbeobachtung von Medical Devices leisten sollen und können. Da die Epidemiologie als Basiswissenschaft von Public Health gilt, kann die Verbreitung und die Bestimmung von Risiken durch Medical Devices in Populationen global zum Thema gemacht werden. Epidemiologische Methoden werden mittlerweile schon erfolgreich in den vielen und weitläufigen Public Health Bereichen angewandt. Die epidemiologische Marktbeobachtung von Medical Devices könnte quasi als ein Schlüsselelement betrachtet werden, da es sich verantwortlich zeichnet für die systematische Sammlung, Analyse und Interpretation von Gesundheitsdaten in medizintechnischer Hinsicht (Brown et al., 2007, S. 1). Im Kontext der vorliegenden Arbeit kann mit der Epidemiologie von Medizinprodukte-assoziierten Ereignissen das Ziel verfolgt werden, präventive Maßnahmen und Strategien zur Vermeidung von Gerätedefekten gezielt zu planen. Hierzu liefert diese Wissenschaft wichtige Erkenntnisse für die Patientensicherheit ganz allgemein (Lessing, 2009, S.619). Gesundheitsbehörden und nationale Regulierungsstellen müssen daher den Einsatz von Medical Devices balanciert betrachten, damit sowohl gesteigerte therapeutische Optionen und Entwicklungen unterstützt und gefördert werden aber auch die sichere Überwachung des öffentlichen Gesundheitswesens berücksichtigt werden kann. Wo immer eine Marktzulassung erfolgt, wird trotzdem nach der Einführung in die klinische Praxis die Frage nach der Gerätesicherheit behandelt werden müssen (Kramer et al., 2013). Sowohl die FDA als auch EUDAMED tragen jetzt schon viel zur Erhebung und Registrierung von Risikomeldungen bei. Statistische Auswertungen helfen, Fehlerursachen von Medical Devices besser zu erkennen und Auswirkungen auf das Gesundheitswesen aufzuzeigen oder Hersteller besser bewerten zu können. Ganz wesentlich in diesem Zusammenhang ist auch, dass die Bevölkerung informiert wird und sich ausreichend informieren kann. Die nationalen Meldesysteme dienen jetzt schon in vielerlei Hinsicht als öffentliche Plattform, um die Maßnahmen der Hersteller publik zu machen und Vorgänge im Umgang mit Vorkommnissen für die Öffentlichkeit transparent zu gestalten. Sowohl das BfArM als auch die FDA zeichnen sich durch eine gute Informationsarbeit aus und geben hilfreich Aufschluss über Maßnahmen der Hersteller und Empfehlungen seitens der Behörde (BfArM, 2019; FDA-MDS, 2019).

6.1 Limitation der Studie

Obwohl die Eindeutigkeit der durchgeführten Tests in der Interpretation konkrete Rückschlüsse zugelassen haben, dürfen gewisse Einschränkungen der Studie nicht ungeachtet bleiben. Diese Limitationen konnten im Vorfeld der Arbeit und Studie nicht zur Gänze beachtet bzw. ausgeschlossen werden. Zuallererst muss erwähnt werden, dass trotz umfassend durchgeführter Recherchen und einer sorgsam betriebenen Datenorganisation die Komplexität der Thematik im Rahmen der beschriebenen Untersuchungsmöglichkeiten generell ein abschließendes Ergebnis offen lässt und auch offen lassen muss. Im Rahmen der Studie bot sich nur die Möglichkeit als Außenstehender die Herstellungs- und Geschäftspraktiken der benannten Hersteller zu analysieren. Wesentliche Aspekte interner Abläufe und Vorgaben konnten nicht recherchiert bzw. beurteilt werden. Die gebotenen Einblicke durch die Annual Reports haben nicht ausgereicht, die realen Hintergründe und Praktiken verifizieren zu können. Eine Begutachtung der Herstellerprozesse hätte mit Sicherheit dazu beitragen können, die Methoden des Risikomanagements der Hersteller anders und ausgewogener zu bewerten. Es blieb hier nur die abstrakte und theoretische Betrachtung aus der Perspektive des Untersuchenden. Hier muss demnach die Frage offen bleiben, ob die Testergebnisse die Realsituation der Hersteller überhaupt beschreiben und widerspiegeln können. Demzufolge muss ein zurückhaltender Umgang mit Verdachts-momenten an den Tag gelegt werden. Ein weiterer Aspekt der Limitation in der Untersuchung ist die Tatsache, dass aufgrund der eingeschränkten Verfügbarkeit der Finanzberichte für den untersuchten Zeitraum nur begrenzt Informationen erhältlich waren. Wie schon bei der Beschreibung der Hersteller erwähnt wurde, konnten nur diejenigen in der Stichprobe Berücksichtigung finden, von denen auch die entsprechenden Finanzberichte für den gesamten Zeitraum zur Verfügung standen. Hier muss ebenso erwähnt werden, dass diese Einschränkung auch das Finanzjahr 2018 betrifft. Viele Hersteller stellen erst zeitverzögert ihre Jahresberichte online. Wie schon erwähnt, standen während der Recherche diese Daten noch nicht zur Verfügung. Eine weitere Einschränkung in dieser Hinsicht ist die Ausrichtung der einzelnen Unternehmen in ihrer Geschäftspolitik. Aus manchen Finanzberichten war nicht klar ersichtlich, wie sich das Medical Segment im Detail gestaltet. Überschneidungen im Produktangebot und die Darstellung in den Finanzberichten ließen manchmal die Frage offen, wie sich die Produktpalette im Einzelnen zusammensetzt. Wegen dieser Unschärfe konnten diese Hersteller nicht in der Stichprobe berücksichtigt werden. Obwohl die Stichprobe bestmöglich einen repräsentativen Querschnitt der am Markt vertretenen Hersteller im untersuchten Produktsegment aufweisen sollte, könnten daher die erhobenen Daten womöglich einen zu geringen Erkenntnisgrad über die Branche allgemein geliefert haben. Weiterhin ist davon auszugehen, dass die angedeutete Dunkelziffer nicht gemeldeter Vorkommnisse andere Testergebnisse hervorgebracht haben könnten. Eine Verallge-meinerung der Ergebnisse und die pauschale Einschätzung möglicher Risiken sind somit nur begrenzt möglich. In dieser Hinsicht muss ganz besonders die Art der Meldepflicht berücksichtigt werden. Hier müsste grundsätzlich untersucht werden, inwieweit ein investigativer Journalismus als Basis der erhobenen Daten konträr zur Transparenz und Freiwilligkeit der Hersteller stehen könnte. Wie in der Arbeit erwähnt, haben sich die vorhanden Daten der ICIJ als wertvolle Recherchegrundlage angeboten. Es kann jedoch aus diesem Grund darauf verwiesen werden, dass sich die Bereitschaft der Hersteller zur negativen Berichterstattung der eigenen Herstellungspraxis in Grenzen hält. Ein weiteres Problem ergab sich bei der Verifizierung der Meldungen. Das Kriterium „Schwere des Ereignisses", ist z.B. unter bestimmten Voraussetzungen schwierig zu erfassen. Im Setting des Meldewesens ist es von den nationalen Regularien und interdisziplinären Rahmenbedingungen abhängig und kann daher nicht verallgemeinert werden. Weiterhin gilt zu beachten, dass die Medizintechnik-Branche ein dynamischer Markt ist und sich Unternehmen den marktüblichen Entwicklungen flexibel anpassen müssen. Hier kann auszugsweise erwähnt werden, dass sich die Produktpalette ändern kann, Verkaufszahlen variieren oder diverse Produkte vom Markt genommen werden. In dieser Hinsicht konnte bei der Datenerhebung festgestellt werden, dass die Anzahl der Maßnahmen im gleichen Zeitraum (z.B. Rückrufe) nicht in Relation zu den Verkaufszahlen sein musste. Das kann heißen, ein Produkt kann über einen anderen Zeitraum bereits Umsätze erzielt haben und zu dem erfassten Zeitraum dann als Risiko gemeldet worden sein. Eine genaue Unterscheidung der Verkaufszusammenhänge war in solchen Fällen natürlich nicht möglich. Von einer bestimmten Schwankungsbreite der erfassten Rückrufe ist demzufolge auszugehen. Ebenso wurde auch nicht untersucht, wie sich Meldungen nach Umsätzen verteilen. Dieser Aspekt hätte in der wirtschaftlichen Bewertung eines Herstellers durchaus Rückschlüsse über das Verhalten bei finanziellen Schwierigkeiten liefern können. Es wurde in der Beschreibung der Hersteller mehrfach aufgezeigt, wie hart umkämpft der Medizintechnikmarkt ist. Feindliche Übernahmen oder Zusammenschlüsse aus ökonomischen Gründen sind bei Global Player nicht unüblich. Über einen längeren Zeitraum verlässliche Daten zu erheben, stellte bei der Dynamik dieser Branche demnach eine weitere Herausforderung dar. Ein ebenso wichtiger Aspekt betrifft die Zielgruppe der Medical Devices am Gesundheitsmarkt. Es ist im Prinzip ebenfalls nicht untersucht worden, inwieweit es Hinweise auf eine gefährdende Zunahme bei der Verwendung von bestimmten Medical Devices nur für Senioren und Kinder gegeben hat. Eine Unterscheidung der Geräte in dieser Hinsicht konnte im Rahmen der Studie nicht vorgenommen werden. Im Hinblick auf die globalen Effekte hätte eine erweiterte Erkenntnis jedoch einen größeren Zusammenhang herstellen können und somit Maßnahmen in dieser Hinsicht für Gesundheitssysteme aufzeigen können, sind doch gerade in diesen Altersgruppen ein Großteil der Nutznießer der Medical Devices angesiedelt. Vor allem in Bezug auf die Thematik Global Health sind diese spezifischen Details relevant in der differenzierten Betrachtung einer Population. Als weiteres Detail in der Untersuchung musste die Frage nach dem Zusammenhang von Meldung zu dem jeweiligen Gerät vernachlässigt werden. Hier hätten weitere Erkenntnisse zu dem Gefährdungsgrad bestimmter Medical Devices geliefert werden können. Demzufolge ist es für Patienten, die einer kardiovaskuläre Behandlung ausgesetzt sind, nicht unwesentlich zu wissen, ob z.B. ein Herzschrittmacher eines bestimmten Herstellers risikobehaftet sein könnte. Eine weitere Limitation ist dahingehend vorzunehmen, dass der Ansatz der qualitativen Sicherheit beim Einsatz von Medizintechnik überwiegend im Kontext der gesetzlichen Meldepflicht beleuchtet wurde und womöglich in der Auseinandersetzung mit weiteren Reglements und Disziplinen weitreichendere Erkenntnisse hätte bieten können. Eine gezieltere Ableitung von Sicherheitskriterien wäre somit ebenfalls zu bedenken gewesen. Hier fehlten jedoch dem Autor die fachlichen Grundlagen, um eine umfassendere Beurteilung der Anforderungen an die Verwendung von Medical Devices auszuleuchten. In dieser Hinsicht hätten spezifischere Anforderungen an die Qualität der Studie definiert und weitere Fragen aufgegriffen werden können, die nicht im Zentrum dieser Studie standen. Aufgrund der hier ausgeführten Limitationen muss die vorgelegte Arbeit als fragmentierte Untersuchung betrachtet werden. Sie kann aber als Grundlagenuntersuchung Räume aufzeigen und anbieten, eine vertiefende Studie mit besser erhobenen und aktuelleren Daten anzuschließen.

Schlussfolgerung und Ausblick

Die folgende Schlussfolgerung fügt die diskutierten Ergebnisse sachlich zusammen und zieht ein vorläufiges Fazit. Mit allen präsentierten Ergebnissen und Erkenntnissen ist es zum Abschluss der vorgelegten Arbeit erforderlich, die angedeuteten notwendigen bzw. richtigen Schlüsse zu ziehen. Als Fazit vorab kann schon einmal festgehalten werden, dass die durchgeführte Studie ein Bewusstsein für ein brisantes Thema schaffen und einen dringenden Handlungsbedarf im Interesse der Öffentlichkeit bzw. im Sinne des Global Health aufzeigen konnte. Mit der vorgelegten Arbeit hat sich bereits abgezeichnet, dass eine Beobachtung bestimmter Hersteller in Bezug auf ihr Risikoverhalten notwendig scheint. Das muss im allgemeinen Interesse beobachtet und untersucht werden. Hier darf kein rechtsfreier Raum entstehen und das Feld der Legitimation den globalen Unternehmen überlassen werden. Dieses Erfordernis zeigt sich auch deshalb, weil besonders neue und vor allem komplexe Technologien in ihrer Effektivität und Sicherheit untersucht und bewacht werden müssen. Auch dieser Aspekt ist im Sinne der allgemeinen Öffentlichkeit zu berücksichtigen. Vor allem im Hinblick auf die technische Abhängigkeit in den unterschiedlichen Bereichen der menschlichen Existenz, darf der Souverän die rationale Entscheidung des Individuums nicht ausschließen. Mehr noch, die Sicherheit bei der Anwendung und Behandlung wird auch in Zukunft für Patienten eine Frage des Vertrauens bei der Entscheidung für ein bestimmtes Medical Device sein. Obwohl Hinweise für eine gefährdende Zunahme eines Risikoverhaltens bei bestimmten Herstellern vorliegen, muss dennoch allgemein der Tatsache Rechnung getragen werden, dass besonders die Global Player einen erheblichen Beitrag zur globalen Gesundheitssicherung geleistet haben. Die Vorteile für Global Health können damit klar benannt werden und decken sich überwiegend mit den Gesundheitszielen der WHO und anderen Gesundheits-Organisationen. Natürlich ist zu berücksichtigen, dass es nationale Unterschiede im Schärfegrad der Entwicklung von Sicherheitsstandards gibt. Hier müssen weniger entwickelte Länden nach dem Anspruch der WHO gestärkt und unterstützt werden, damit die globale Gesundheitsentwicklung angeglichen werden kann. Die weniger entwickelten Länder sind dabei ebenso in die Pflicht zu nehmen, an dieser Entwicklung mitzuarbeiten, wie Hersteller, die z.B. durch ein unverantwortliches Risikoverhalten auffallen. Je höher Standards gesetzt und je besser Qualitätskriterien formuliert sind, desto mehr Sicherheitsbedenken können ausgeräumt werden. Gelingt es den Regulierungsbehörden und nationalen Gesetzgebern den Herstellern die entsprechenden Rahmenbedingungen für notwendige Handlungen vorzugeben, ließen sich hier Gefährdungspotentiale abschwächen. Anzeichen in diese Richtung sind sowohl in den USA als auch in der EU erkennbar bzw. vorhanden. Der Trend, der sich durch die Einführung der Medical Device Regulation im Jahr 2017 abzeichnet, lässt hoffen, dass die Zunahme der Meldungen bezüglich einer Fehleranfälligkeit geringer wird. Unter dem Aspekt, dass nationale Gesundheitssysteme mit der Bereitstellung von Medical Devices sowohl wirtschaftliche als technologische Herausforderungen zu meistern haben, könnten nationale Gesundheitspläne mit der Medizintechnik-Branche abgestimmt werden. Die Stärkung von Herstellern in Bezug auf ihr moralisches Verhalten könnte hinsichtlich der Qualitätsverbesserung durch Transparenz beispielsweise mit Subventionen erfolgen. Hersteller können bei der Abwägung einer Verantwortungswahrnehmung versus Umsatzorientierung darüber hinaus gezielt mit bestimmten Aufträgen bedacht werden. Eine unternehmerische Verantwortung in Bezug auf Global Health zeigt sich auch bei der Entwicklung von Geschäftsmodellen. Hersteller von Medical Devices müssen Krankheiten im Blick haben, bei denen sie die meiste Expertise haben. Unternehmerische Ressourcen sollten somit dahingehend genutzt werden, bei Innovationen von der unternehmerischen Basis die Herstellung und Entwicklung neuer Produkte in neuen Wegen zu denken. So könnten sich Hersteller durch finanzielle Anreize herausgefordert sehen, gezielter Medical Devices für Schwellenländer zu produzieren. Auch hier können im Rahmen nationaler Gesundheitspläne gezielt Hersteller gefördert werden. So könnten Einflüsse auf Global Health mitbestimmt und in positive Bahnen gelenkt werden. Es gilt dabei unter dem Aspekt zu handeln, etwas zielgerichtet zu tun, damit weniger im Sinne von Gefährdungen passiert. Dennoch wird die sichere Anwendung und Verwendung von Medical Devices aufgrund der unterschiedlichen Voraussetzungen und Rahmenbedingungen im qualitativen Sinne eine Herausforderung bleiben. Bei den vielfältigen Verwendungs- und Einsatzmöglichkeiten ist trotzdem mit zunehmendem Maße eine verbindliche und globale Zuordnung und Regelung zwingend erforderlich. Diese muss dem Bestreben gerecht werden, einen technisch sicheren Einsatz von Medical Devices und vor allem eine der Gesellschaft geschuldeten Patientensicherheit bestmöglich gewährleisten zu können. Hier sind nicht nur staatliche Behörden bzw. diverse Organe der technischen und medizinischen Überwachung gefragt. Es wird vor allem auch entscheidend davon abhängen, ob in dieser Mammut-Aufgabe sowohl die Hersteller als auch die Anwender in den unterschiedlichen Bereichen nicht nur ein wachsames Auge haben, sondern dauerhaft ein Risikobewusstsein entwickeln und entwickeln wollen.

Literaturverzeichnis

APS, AKTIONSBÜNDNIS PATIENTENSICHERHEIT (2014): *Handlungsempfehlung - Patientensicherheit durch Prävention medizinprodukt-assoziierter Risiken;* Stand Juni 2014; www.aps-ev.de; pdf.

BABYAR, J. (2017): *Medical device transformation without delay;* Safety in Health (2017) 3:5 DOI 10.1186/s40886-017-0056-7; pdf.

BACKHAUS (2010): *Usability-Engineering in der Medizintechnik*; Springer-Verlag Berlin Heidelberg 2010; ISBN 978-3-642-00510-7.

BENDER, B. (2012): *Deutscher Bundestag – Schriftliche Fragen;* 17. Wahlperiode, Drucksache 17/9887, 8.6.2012; pdf.

BLAKE, K. (2013): *Postmarket surveillance of medical devices: current capabilities and future opportunities*; Journal of Interventional Cardiac Electrophysiology; March 2013, Volume 36, Issue 2, pp 119-127; DOI: 10.1007/s10840-013-9778-6; pdf.

BMJ (2014): *Assessment of US pathways for approving medical devices for rare conditions;* BMJ 2014; 348 doi: https://doi.org/10.1136/bmj.g217; pdf.

BRÄUNINGER, M., VÖPEL, H., STÖVER, J. (2010): *Perspektiven und Prognosen 2020;* Studie im Auftrag der HSH Nordbank AG; www.hsh-nordbank.de; Januar 2010; pdf.

BRANDHORST, A., HILDEBRANDT, H., LUTHE, E.W. (2017): *Kooperation und Integration - das unvollendete Projekt des Gesundheitssystems*; Springer Fachmedien Wiesbaden GmbH 2017; ISBN 978-3-658-13782-3.

BROWN, S.L., BRIGHT, R.A. und TAVRIS, D.R. (2007): *Medical Device Epidemiology and Surveillance.* Wiley 2007; ISBN-13 987-0-470-01595-7.

BVMED. (2019): *Branchenbericht Medizintechnologien 2019; Die Unternehmen der Medizintechnologie;* Stand: 9. Mai 2019; www.bvmed.de; pdf.

FUHRMANN, W. (2017): *Projektarbeit: Risikoanalyse von Medizinprodukten - Drug Eluting Stents;* Studiengang Technisches Management/Clinical Engineering; FH Campus Wien, SS 2017 Risikomanagement; pdf.

GAUSMANN, P., HENNINGER, M., KOPPENBERG, J. (2015):
Patientensicherheitsmanagement; Walter de Gruyter GmbH, Berlin/Boston, 2015;
ISBN 978-3-11-033705-1.

GEERTSMA, R.E., DE BRUIJN, A.C.P., HILBERS-MODDERMAN, E.S.M.,
HOLLESTELLE, M.L., BAKKER, G., ROSZEK, B. (2007): *New and Emerging Medical
Technologies, A horizon scan of opportunities and risks*; National Institute for Public
Health and the Environment (RIVM); Report 360020002, February 2007; pdf.

GORENOI, V., DINTOSIS, C.M., SCHÖNERMARK, M.P., HAGEN, A. (2008):
*Medikamente freisetzende Stents im Vergleich zu Bypass-Operationen bei koronarer
Herzkrankheit;* Schriftenreihe Health Technology Assessment, Bd. 72, DIMDI, Köln 2008,
ISSN: 1864-9645.

GRUNWALD, A., SIMONIDIS-PUSCHMANN, M. (2013): *Handbuch Technikethik;*
Springer-Verlag GmbH Deutschland 2013; ISBN 978-3-476-02443-5.

HÖLSCHER, U., LAURIG, W., MÜLLER-ARNECKE, H.W. (2008): *Prinziplösungen zur
ergonomischen Gestaltung von Medizingeräten;* Forschung Projekt F 1902; Bundesanstalt
für Arbeitsschutz und Arbeitsmedizin; Dortmund/Berlin/Dresden 2008;
ISBN 978-3-88261-077-2.

HPRA (2012): *HPRA Guide to Field Safety Corrective Actions for Medical Devices and
In-vitro Diagnostic Medical Devices*; SUR-G0001-4; 2. August 2012.

ISO 14971 (2013): *ÖNORM EN ISO 14971;* Ausgabe: 2013-03-01; Medical Devices -
Application of risk management to medical devices; Austrian Standards Institute.

JAHN, A.M. (2012): *A Comparative Analysis of Medical Device Regulation in the EU and
the USA;* 2012 GRIN Verlag, ISBN: 978-3-668-12321-2.

JANOVSKY, J., KHASHABIAN, B., PILAREK, O.D. und PULG, C. (2011):
Marktexpansion in Schwellenländer: Mit Service-Innovationen zum Geschäftserfolg.
Gabler Verlag, Springer Fachmedien Wiesbaden GmbH 2011; ISBN 978-3-8349-3068-2.

JENKE, N., (2004): *Haftung für fehlerhafte Arzneimittel und Medizinprodukte.* Springer-
Verlag Berlin Heidelberg 2004; ISBN 978-3-540-20088-8.

KLAUBER, J., GERAEDTS, M., FRIEDRICH, J., WASEM, J. (2014): *Krankenhaus-Report – Schwerpunkt: Patientensicherheit.* Herausgegeben von Jürgen Klauber, Max Geraedts, Jörg Friedrich, Jürgen Wasem; Schattauer GmbH 2014; ISBN 978-3-7945-2972-8.

KOHN, L.T., CORRIGAN, J.M., DONALDSON, M.S., (1999): *To Err is Human: Buliding a Safer Health System.* Institute of Medicine (US) Committee on Quality of Health Care in America; ISBN: 0-309-51563-7.

KRAMER, D.B., TAN, Y.T., SATO C., KESSELHEIM, A.S. (2013): *Postmarket Surveillance of Medical Devices: A Comparison of Strategies in the US, EU, Japan, and China*; Published online 2013 Sep 24; https://doi.org/10.1371/journal.pmed.1001519.

KRAMME (2017): *Medizintechnik: Verfahren – Systeme – Informationsverarbeitung*; Springer-Verlag GmbH Deutschland; ISBN 978-3-662-48770-9.

LEITGEB, N. (2015): *Sicherheit von Medizingeräten, Recht – Risiko – Chancen;* Springer Vieweg Verlag, 2015; ISBN 978-3-662-44656-0.

LESSING, C., (2009): *Bundesgesundheitsblatt - Gesundheitsforschung - Gesundheitsschutz Ausgabe 6/2009; Methodische Überlegungen zu epidemiologischen Erfassungsinstrumenten für unerwünschte Medizinproduktereignisse;* Springer Verlag 2009; ISSN: 1436-9990 (Print).

LIPPERT, H.D. (2018): *Vorkommnisse und unerwünschte Ereignisse im Recht der Medizinprodukte;* MedR (2018) 36: 299.; https://doi.org/10.1007/s00350-018-4906-z; Springer Berlin Heidelberg; ISSN 0723-8886.

LÖW, P., PABST, R., PETRY, E. (2010): *Funktionale Sicherheit in der Praxis: Anwendung von DIN EN 61508 und ISO/DIS 26262 bei der Entwicklung von Serienprodukten;* 2010 dpunkt.verlag GmbH; ISBN 978-3-89864-898-1.

MEDDEV 2.12/1 (2013): *MEDDEV 2 12-1 rev. 8 Vigilance;* European Commission DG Health and Consumers; Guidelines on a Medical Device Vigilance System; January 2013.

MÜLLER, M. (2017): *Risikoprofiling mit Anlegern, Wettbewerbsvorteil für den Finanzberater*; FCM Finanz Service GmbH 2017; pdf.

PRODUKTRISIKEN (2014): *Topics Magazin - Die Zeitschrift für Versicherer, Fakten, Märkte, Positionen;* Ausgabe 1/2014; Eberl Print GmbH; Bestellnummer 302-09132; pdf.

REPORT CONGRESS (2017): *Report to the Congress;* Medicare and the Health Care Delivery System; June 2017; Medicare Payment Advisory Commission; pdf

ROEDER, N., DREISCHER, M. (2015): *Umgang mit Zwischenfällen bei Medizinprodukten;* Zeitschrift für Herz-, Thorax- und Gefäßchirurgie; 2015 Volume 29, Issue 1; ISSN: 0930-9225.

ROGALL, H. (2013): *Volkswirtschaftslehre für Sozialwissenschaftler: Einführung in eine zukunftsfähige Wirtschaftslehre.* Springer Fachmedien Wiesbaden 2013; ISBN 978-3-658-01979-2.

SALFELD, R., WETTKE, J. (2001): *Die Zukunft des deutschen Gesundheitswesens – Perspektiven und Konzepte;* Springer-Verlag Berlin Heidelberg New York; ISBN-13: 978-3-642-63982-1.

SPECTARIS (2017): *Die deutsche Medizintechnik-Industrie.* SPECTARIS Jahrbuch 2017; ISBN: 978-3-9817 205-5-6.

SWEET, B.V., SCHWEMM, A.K., PARSONS, D.M. (2011): *Review of the Processes for FDA Oversight of Drugs, Medical Devices, and Combination Products;* JMCP 2011, Vol. 17, No.1, https://www.jmcp.org/doi/10.18553/jmcp.2011.17.1.40.

TÜV (2003): *Geschichte der technischen Überwachung in Norddeutschland;* TÜV NORD GRUPPE 2003; Books on Demand GmbH, Norderstedt; ISBN 3-8334-0322-5.

TÜV AUSTRIA (2017): *Medizinprodukterecht Österreich;* Herausgegeben von DI Michael Pölzleitner & DI Martin Kubec, 2017 TÜV AUSTRIA AKADEMIE GMBH, ISBN 978-3-901942-87-7.

VDI (2017): *Medizintechnik-Trends und Perspektiven; VDI-Thesen und Handlungsfelder;* Verein Deutscher Ingenieure.pdf.

WHO (2010): *Medical Devices: Managing the Mismatch; An outcome of the Priority Medical Devices project;* WHO Library Cataloguing-in-Publication Data, 2010; ISBN 978 92 4 156404 5.

WHO (2017): *Global atlas of medical devices; WHO medical devices technical series*; World Health Organization 2017; ISBN 978-92-4-151231-2.

ZIPPEL (2016): *Die Bedeutung von Post Market-Management in der Medizintechnik: Qualität – Innovation – Wissen*; Springer Gabler 2016; ISBN 978-3-658-15586-5.

Internetquellen

Abbott-Annual-Report; 2018: https://de.wikipedia.org/wiki/Abbott_Laboratories; Aufruf am 15.5.2019

Ärztezeitung; 2017: https://www.aerztezeitung.de/politik_gesellschaft/gesundheitspolitik_international/article/954553/gesundheitsabsicherung-un-will-globale-gesundheitsversorgung-bis-2030-verbessern.html; Aufruf am 16.5.2019

Bard; 2019: https://www.crbard.de/; Aufruf am 15.5.2019

BASG; 2019: https://www.basg.gv.at/medizinprodukte/vigilanz-und-marktueberwachung/; Aufruf am 16.5.2019

Bedürfnispyramide; 2019: http://www.abraham-maslow.de/beduerfnispyramide.shtml; Aufruf am 10.5.2019

BfArM; 2019: Bundesinstitut für Arzneimittel und Medizinprodukte; https://www.bfarm.de/DE/Buerger/Medizinprodukte/_node.html;%20website%20aufgerufen%20am%2023.04.2019; Aufruf am 16.5.2019

Bizjournals; 2019: https://www.bizjournals.com/houston/morning_call/2015/06/houston-italian-med-device-companies-announce-name.html; Aufruf am 15.5.2019

Boston-Annual-Report; 2018: https://bsci-prod2-origin.adobecqms.net/content/dam/bostonscientific/corporate/annual-report/BostonScientific2018.pdf; Aufruf am 15.5.2019

BS, Boston Scientific; 2019: https://www.bostonscientific.com/en-EU/news/newsroom-deutschland/ aortenklappen-erkrankung/press-releases-2018/boston-scientific-setzt-sich-vor-deutschem-gericht-gegen-edwards-lifesciences-durch.html; Aufruf am 15.5.2019

BSI; 2019: Qualitätsmanagementsystem - Zertifizierung nach ISO 13485; https://www.bsigroup.com/de-DE/medical-devices/Unsere-Dienstleistungen/ISO-13485-Qualitatsmanagement/; Aufruf am 29.4.2019

Das Statistikportal; 2019: https://de.statista.com/statistik/daten/studie/313462/umfrage/umsatzentwicklung-der-weltweiten-medizintechnikindustrie/; Aufruf am 28.02.2019

Database Faulty Medical Devices; 2019; https://www.icij.org/investigations/implant-files/new-database-tracks-faulty-medical-devices-across-the-globe/; Aufruf am 16.5.2019

Deutsches Ärzteblatt; 2015: https://www.aerzteblatt.de/archiv/169053/Medizinprodukte-Risiken-beim-Einsatz-vermeiden; Aufruf am 16.5.2019

Devicemed; 2019: https://www.devicemed.de/index.cfm?pid=10749&pk=616106&fk=1240628&type=article; Aufruf am 18.04.2019

Edwards; 2019: https://www.edwards.com/de/aboutus/home; Aufruf am 15.5.2019

European patent applications; 2017: https://www.epo.org/about-us/annual-reports-statistics/annual-report/2017.html; Aufruf am 10.5.2019

Eurostat; 2019: Statistiken zu den Gesundheitsausgaben; https://ec.europa.eu/eurostat/statistics-explained/index.php?title=Archive:Healthcare_expenditure_statistics/de&oldid=375606; Aufruf am 10.5.2019

FDA-MDS; 2019: Medical Device Safety; https://www.fda.gov/medical-devices/medical-device-safety; Aufruf am 10.5.2019

FDA-Recall; 2019: https://www.fda.gov/consumers/consumer-updates/fda-101-product-recalls; Aufruf am 16.5.2019

Forbes; 2018: https://www.forbes.com/consent/?toURL=https://www.forbes.com/global 2000/list/#tab:overall; Aufruf am 15.5.2019

GeVestor, Financial Publishing Group; 2019: https://www.gevestor.de/details/die-5-groessten-medizintechnikfirmen-721440.html; Aufruf am 28.02.2019

Handelsblatt; 2019: https://www.handelsblatt.com/unternehmen/industrie/becton-dickinson -kauft-c-r-bard-milliarden-uebernahme-in-us-gesundheitsbranche/19706798.html?ticket= ST-3393880-hIlkeG34L2ZCTn3i3XLK-ap2; Aufruf am 15.5.2019

Harvard-Global Health; 2019: https://globalhealth.harvard.edu/mission; Aufruf am10.5.2019

Integer; 2019: https://integer.net/; Aufruf am 15.5.2019

JNJ, Johnson & Johnson; 2019: https://www.jnj.com/; Aufruf am 15.5.2019

Johner; 2019: Konformitätsverfahren für Medizinprodukte; https://www.johner-institut.de/blog/tag/konformitatsbewertung/; Aufruf am 23.4.2019

Kramer et al.; 2014: Ensuring Medical Device Effectiveness and Safety: A Cross - National Comparison of Approaches to Regulation; Published online 2014 Jul 10. https://www.ncbi.nlm.nih.gov/pmc/articles/PMC4091615/; Aufruf am 27.04.2019

LawReview; 2019: https://www.natlawreview.com/article/top-whistleblower-settlements-2013-to-date; Aufruf am 15.5.2019

Livanova; 2019: https://livanova.com/en-US/; Aufruf am 15.5.2019

Massdevice; 2019: https://www.massdevice.com/plaintiff-wins-120m-in-latest-pelvic-mesh-trial-against-johnson-johnson-unit/; Aufruf am 15.5.2019

MDR; 2017: Verordnung (EU) 2017/745 des europäischen Parlaments und des Rates vom 5. April 2017 über Medizinprodukte; https://eur-lex.europa.eu/ legal-content/DE/TXT/ ?uri=CELEX%3A32017R0745; Aufruf am 18.4.2019

Medicaldevices; 2018: https://medicaldevices.icij.org/; Aufruf am 16.5.2019

Meduni-Graz; 2019: Nachhaltige Gesundheitsforschung; https://www.medunigraz.at/ nachhaltigkeit/nachhaltige-gesundheitsforschung/; Aufruf am 15.5.2019

MPG 1997; § 70, Abs.1: http://www.basg.gv.at/medizinprodukte/vigilanz-und-marktueberwachung/vorkommnisse/; Aufruf am 16.5.2019

MPG § 70 Abs. 1; 2019: https://www.ris.bka.gv.at/Dokument.wxe?Abfrage=
Bundesnormen&Dokumentnummer=NOR40114369; Aufruf am 16.5.2019

MTD; 2019: https://www.mtd.de/78-sani-welt/856-risikomeldungen-nehmen-weiter-zu;
Aufruf am 8.2.2019

ORF, Österreichischer Rundfunk; 2019: https://orf.at/v2/stories/2326184/; Aufruf am
17.7.2019

Patientensicherheit u. Medizintechnik; 2019: https://www.aerzteblatt.de/archiv/59435/
Patientensicherheit-und-Medizintechnik-Unerforschtes-Gebiet; Aufruf am 16.5.2019

Projekte SZ; 2019: https://projekte.sueddeutsche.de/implantfiles/politik/implant-files-
decken-misstaende-bei-medizinprodukten-auf-e198546/;
https://projekte.sueddeutsche.de/implantfiles/politik/implant-files-schwachstellen-im-
medizinprodukte-system-e701831/; Aufruf am 16.5.2019

Provenprocess; 2019: https://provenprocess.com/active-implantable-devices; Aufruf am
18.4.2019

Recall; 2019: https://www.bfarm.de/SharedDocs/Kundeninfos/EN/01/2011/02317-
11_kundeninfo_en.pdf?__blob=publicationFile&v=4; Aufruf am 18.4.2019

Samore et al.; 2004: Surveillance of Medical Device-Related Hazards and Adverse Events
in Hospitalized Patients; https://www.ncbi.nlm.nih.gov/pubmed/14734595; Aufruf am
16.5.2019

Sorenson et al.; 2014: Improving Medical Device Regulation: The United States and
Europe in Perspective; Corinna Sorenson, Michael Drummond; 2014 Wiley Online
Library; https://doi.org/10.1111/1468-0009.12043; Aufruf am 2.5.2019

Spiegel, Nachrichtenmagazin; 2015: https://www.spiegel.de/wissenschaft/medizin/terumo-
wirbel-um-leimpartikel-in-injektionsnadeln-a-1025948.html; Aufruf am 15.5.2019

St. Jude Medical; 2019: https://www.mrtinfo.de/; Aufruf am 18.4.2019

Swiss Bundesamt für Gesundheit; 2019: Evidence-based Public Health;
http://www.henet.ch/ebph/01_einleitung/einleitung_011.php; Aufruf am 10.5.2019

Stock; 2019: https://www.bloomberg.com/research/stocks/private/snapshot.asp?privcapId=319791; Aufruf am 15.5.2019

SZ; 2019: https://projekte.sueddeutsche.de/implantfiles/politik/implant-files-medtronic-unter-schock-e311905/; Aufruf am 15.5.2019

Terumo; 2019: http://www.terumomedical.com/; Aufruf am 15.5.2019

VCLS; 2019: https://voisinconsulting.com/glossary/product-development-regulatory-strategy/field-safety-notice-fsn; Aufruf am 16.5.2019

WHO-Gesundheitsausgaben; 2019: http://www.euro.who.int/de/media-centre/sections/press-releases/2018/health-payments-are-pushing-people-into-poverty,-even-in-high-income-countries; Aufruf am 10.5.2019

Wiki; 2019: https://de.wikipedia.org/wiki/Abbott_Laboratories; Aufruf am 15.5.2019

Wikirate; 2019: https://wikirate.org/MERIT_MEDICAL_SYSTEMS_INC?company_profile=performance; Aufruf am 15.5.2019

Wikiwand; 2019: http://www.wikiwand.com/de/Medizintechnik; Aufruf am 16.5.2019

Wiseguyreports; 2019: Global Cardiovascular Device Market 2018 by Manufacturers, Regions, Type and Application, Forecast to 2023; https://www.wiseguyreports.com/reports/3498701-global-cardiovascular-device-market-2018-by-manufactu; Aufruf am 29.04.2019

Zhang et al.,2015: Recalls of Cardiac Implants in the Last Decade: What Lessons can we learn? https://www.ncbi.nlm.nih.gov/pmc/articles/PMC4427435/; Aufruf am 10.5.2019

Anhang

Anhangsverzeichnis

Kodierter Datensatz für die statistische Auswertung mittels SPSS

Grund-gesamt-heit	Unter-suchungs-zeitraum / Jahre	Marktanteile / Unternehmens-größe	Anzahl der Maßnahmen	Umgang mit Risikomanagement	Gefährdung variiert bei Hersteller	Hersteller
N	var1	var2	var3	var4	var5	var6
1	1	8	5	12	5	1
2	1	7	5	12	6	2
3	1	2	2	2	3	3
4	1	4	2	5	3	4
5	1	2	2	3	3	5
6	1	2	5	7	6	6
7	1	1	2	2	3	7
8	1	1	2	2	3	8
9	1	1	1	1	2	9
10	1	1	2	12	3	10
11	2	8	5	12	6	1
12	2	7	5	6	6	2
13	2	2	3	2	4	3
14	2	3	2	12	4	4
15	2	2	3	12	4	5
16	2	2	2	5	3	6
17	2	1	2	3	3	7
18	2	1	3	2	4	8
19	2	1	2	2	3	9
20	2	1	4	5	6	10
21	3	8	4	12	6	1
22	3	6	5	9	6	2
23	3	3	2	2	3	3
24	3	3	2	11	3	4
25	3	2	2	2	3	5
26	3	2	6	8	8	6
27	3	1	3	2	4	7
28	3	1	5	2	6	8
29	3	1	2	2	3	9
30	3	1	6	12	8	10
31	4	9	4	12	4	1
32	4	6	8	8	8	2
33	4	3	2	2	3	3
34	4	3	2	12	3	4

Grund-gesamt-heit	Unter-suchungs-zeitraum / Jahre	Marktanteile / Unternehmens-größe	Anzahl der Maßnahmen	Umgang mit Risikomanagement	Gefährdung variiert bei Hersteller	Hersteller
35	4	2	2	2	3	5
36	4	2	8	12	9	6
37	4	1	1	1	2	7
38	4	1	3	12	4	8
39	4	1	1	1	2	9
40	4	1	2	8	4	10
41	5	9	2	12	3	1
42	5	6	2	6	3	2
43	5	3	1	1	2	3
44	5	2	2	2	3	4
45	5	2	2	8	3	5
46	5	2	12	12	12	6
47	5	1	1	1	2	7
48	5	1	4	2	5	8
49	5	1	2	4	3	9
50	5	1	1	1	2	10
51	6	9	4	9	6	1
52	6	5	2	2	4	2
53	6	3	2	7	3	3
54	6	3	2	2	4	4
55	6	3	3	12	4	5
56	6	2	4	5	4	6
57	6	1	2	2	4	7
58	6	1	2	3	4	8
59	6	1	2	2	3	9
60	6	1	2	2	3	10
61	7	9	3	4	4	1
62	7	6	3	12	5	2
63	7	3	1	1	2	3
64	7	3	2	12	4	4
65	7	3	2	12	4	5
66	7	3	3	12	4	6
67	7	1	2	2	3	7
68	7	1	2	2	3	8
69	7	1	1	1	2	9
70	7	1	2	2	3	10
71	8	10	4	12	5	1
72	8	5	4	12	5	2
73	8	3	2	12	3	3
74	8	3	2	2	3	4

Grund-gesamt-heit	Unter-suchungs-zeitraum / Jahre	Marktanteile / Unternehmens-größe	Anzahl der Maßnahmen	Umgang mit Risikomanagement	Gefährdung variiert bei Hersteller	Hersteller
75	8	3	2	12	3	5
76	8	3	3	4	3	6
77	8	1	2	2	3	7
78	8	1	2	2	3	8
79	8	1	1	1	2	9
80	8	1	2	2	3	10
81	9	11	4	12	5	1
82	9	6	3	12	5	2
83	9	3	2	2	3	3
84	9	2	2	11	4	4
85	9	3	1	1	2	5
86	9	3	2	12	3	6
87	9	2	4	7	6	7
88	9	1	3	3	4	8
89	9	1	2	4	3	9
90	9	1	2	2	3	10
91	10	11	4	12	6	1
92	10	6	5	12	6	2
93	10	9	5	12	6	3
94	10	3	2	12	4	4
95	10	4	2	2	4	5
96	10	4	4	12	5	6
97	10	2	2	2	3	7
98	10	1	6	12	7	8
99	10	1	2	1	2	9
100	10	1	2	7	4	10

Gender Erklärung

Ausschließlich der Lesefreundlichkeit zuliebe sind die weiblich-grammatikalischen Formen im Sinne der Gleichbehandlung sinngemäß in den angeführten männlichen Formen enthalten, sofern sie nicht explizit angeführt werden.

Die Verwendung der nach den grammatikalischen Regeln der deutschen Sprache korrekten männlichen Sprachformen stellt somit keine Diskriminierung dar, sondern ist in diesem Fall als geschlechtsneutral zu interpretieren.